普通医药院校创新型系列教材

护 理 研 究

郑 英 主编

科学出版社

北 京

内 容 简 介

本教材根据护理研究学科特点,根据护理研究的基本步骤顺序编写,主要内容包括绪论,护理研究中的伦理问题,医学文献检索,护理研究的选题、设计、实施,科研资料的分析,质性研究,护理研究论文的撰写,同时还加入了护理科研项目的管理、护理科研成果鉴定与评奖,以及护理研究专利的申请三大内容。本教材结合成人教育特点,语言精练,内容系统,并在每章前增加"学习要点",每章后附有"小结"、"思考题",同时穿插"举例分析"与"知识拓展",此外,本教材最后增加"推荐补充阅读书目及网站",便于学生自学。

本教材可供高等医药院校护理学专业本、专科学生,在职临床护理人员,成人高考学员,以及从事各层次护理专业教学、护理工作研究者参考、学习使用。

图书在版编目(CIP)数据

护理研究 / 郑英主编. —北京:科学出版社,
2015.7
普通医药院校创新型系列教材
ISBN 978 - 7 - 03 - 045154 - 5

Ⅰ. ①护… Ⅱ. ①郑… Ⅲ. ①护理学—医学院校—教材 Ⅳ. ①R47

中国版本图书馆 CIP 数据核字(2015)第 154346 号

责任编辑:潘志坚 闵 捷
责任印制:谭宏宇 / 封面设计:殷 靓

科学出版社 出版
北京东黄城根北街 16 号
邮政编码:100717
http://www.sciencep.com
南京展望文化发展有限公司排版
上海叶大印务发展有限公司印刷
科学出版社出版 各地新华书店经销

*

2015 年 7 月第 一 版 开本:889×1194 1/16
2015 年 7 月第一次印刷 印张:9
字数:265 000
定价:32.00 元

普通医药院校创新型系列教材

专家指导委员会

主 任 委 员：阮长耿（中国工程院院士）

副主任委员：史宏灿　　鞠永熙

委　　　员：（按姓氏笔画排序）

王　炜	王　艳	王加凤	王建军	王静成
孔　祥	史宏灿	刘永兵	刘歆农	许爱华
严　华	李国利	李湘鸣	杨维平	沈维干
张　育	张振刚	张培建	郁多男	季明春
周晓霞	郑　英	胡　艺	顾　晓	高利增
黄　谦	龚卫娟	梁景岩	葛晓群	鞠永熙

总　序

　　高等教育改革的关键是提高教育质量,医学教育尤其如此。医药卫生体制改革是一项重大的民生工程,对医学人才培养的结构、质量也提出了更加迫切的要求;同时世界医学也正在发生深刻变化,医学的社会性、公平性、整合性,健康需求的广泛性、医学的国际化都在加速发展,医学发展新趋势对医学教育提出了新挑战。要解决这些问题,关键要改革创新,要通过综合改革,提高质量,提高水平,满足医药卫生事业和人民群众的健康需求。

　　2014年6月,国家教育部等六部门出台"关于医教协同,深化临床医学人才培养改革的意见",意见指出:到2020年,基本建成院校教育、毕业后教育、继续教育三阶段有机衔接的具有中国特色的标准化、规范化临床医学人才培养体系。院校教育质量显著提高,毕业后教育得到普及,继续教育实现全覆盖。

　　继续医学教育与全日制本科教育相比,具有其自身的规律与特点。继续医学教育在课程设置、教学内容、教学时数、授课方式上都有相应变化,体现了成人教育的成人性、自主性和实践性。扬州大学医学院基于自身学科优势和办学经验,根据国家医学本科专业培养要求,以"优化资源、重视素质、强调创新"为理念,坚持"本科水平、成人特色、重在实用、便于自学"的原则,精心策划和编写了这套教材,体现了科学性、实用性和启发性。使用对象主要是继续医学教育、医药类本科专业学生等,对基层医务工作者、各类专业培训也有适用性。同时也可作为专业教师的参考用书。

　　全套教材涉及基础医学、临床医学、护理学、预防医学等相关核心课程,内容丰富翔实、信息量大;理论联系实际、实用性强;语言简洁练达、图文并茂。相信这套教材的出版,必将对临床医学、护理学等专业教育质量的不断提升起到重要的推动作用。

院长耿

院长耿

中国工程院院士

2015年4月

前　言

　　近年来,随着护理研究的迅速发展,对护理工作者也提出了更高的要求。其中,护理研究能力是护理学高层次人才必备能力之一。

　　本教材以高等医药院校护理学专业本科教学大纲的要求为依据,围绕专业培养目标,以掌握基本理论、基本知识和基本技能为出发点,着重体现教材的科学性、先进性、启发性和适用性,更注重继续医学教育的特点,注重教材的针对性、实用性和便于自主学习的原则。

　　本教材的编写是按照护理研究的基本步骤顺序进行,内容包括绪论、护理研究中的伦理问题、医学文献检索、护理研究的选题、护理研究的设计、护理研究的实施、科研资料的分析、护理研究论文的撰写等共十二章,涵盖了护理研究中量性研究和质性研究两大方面。通过系统的学习,学生可从整体上认识护理研究的过程,初步掌握护理研究的基本方法。此外,在每一章前增加了本章"学习要点",在每章后附有"小结"、"思考题",同时穿插"举例分析"、"知识拓展",便于学生预习、复习、课后自学及知识拓展。

　　本教材由活跃在教学、科研第一线的具有丰富教学经验和科研积累的教师共同编写完成,各位编者的不懈努力、通力合作和全力支持是本教材成功出版的有力保障。

　　就组织管理而言扬州大学医学院各级领导都很重视此书的出版工作,多次就编写的形式、内容等组织相关专家讨论、论证。本书由扬州大学出版基金资助。

　　由于编写成人教育护理学专业护理研究实用教材是一项新的尝试,可供参考和借鉴的资料不多,加之编者水平有限,本书从形式到内容难免有疏漏和不妥之处,殷切希望使用本教材的广大师生和读者批评指正,以便在修订时加以改进,使教材质量不断得到提高。

主　编

2015 年 4 月 7 日

目 录

第五章　护理研究的设计　*33*

第六章　护理研究的实施　*48*

第七章　科研资料的分析　*62*

第八章 质性研究 86

第九章 护理研究论文的撰写 99

第十章 护理科研的管理 107

第十一章 护理科研成果鉴定与评奖 115

第十二章　护理研究专利的申请　120

推荐补充阅读书目及网站　127

主要参考文献　128

第一章 绪 论

- **掌握**：护理研究的概念。
- **熟悉**：护理研究的范围及意义。
- **了解**：护理研究的发展概况。

第一节 护理研究的概述

一、护理研究的概念

护理学是医学科学的重要组成部分，是以基础医学、预防医学、康复医学及相关社会科学、人文科学等为理论基础的一门综合性应用科学。它是人类祖先通过长期对抗疾病和劳动实践，在自我防护本能的基础上逐渐发展起来的，在这个过程中，护理的含义已经从简单的清洁卫生护理到科学的护理，从以疾病为中心的护理发展到以人的健康为中心的护理。

随着医学科学的发展，护理活动的内容迅速增加和更新，因而，需要护理工作者对护理活动过程中出现的一些现象和问题进行深入地、大量和系统地研究，从而增进和保持健康，预防疾病。

护理研究是应用科学的方法系统、反复地解释护理实践过程中出现的现象，探索护理活动的规律，揭示护理现象的本质，从而解决护理过程中的问题，直接或间接地指导护理实践。近 30 年来护理研究有了飞速的发展，为护理临床实践提供了大量的证据基础，但仍有大量的问题需要通过护理研究去解决和揭示。

二、护理研究的范围

护理学是关于保持生命，促进健康，预防疾病，协助康复和减轻痛苦的理论和技术的应用学科。随着学科的发展，护理学的研究对象不断变化，从研究单纯的生物人向研究整体的社会人转化。同时，护理学与社会科学、自然科学、人文科学等学科之间相互渗透，在理论上相互促进，在技术上相互借用，在方法上相互启迪，从而大大拓展了护理研究的范围。具体来说，护理研究包括研究与生物人的健康相关问题、研究与社会人的健康相关问题以及研究与护理专业自身发展的相关问题，如专业发展方向和护理人员自身发展、护理管理、护理教育、护理学历史、护理理论、各专科临床护理及护理工作中的伦理问题等。

三、护理研究的意义

护理学成为一门独立的综合性学科，是护理研究的一个伟大的里程碑。护理研究有利于护理专业化的形成和发展。作为专业的标准之一，便是专业能够不断地用科学研究的方法巩固和凝练其知识体系。护理研究能够使护理临床实践更有其科学依据，更有说服力，也更见成效。由于护理的含义在于通过护理工作使患者处于最佳状态，为患者恢复健康提供理想的环境和支持，尽可能地解除或减轻患者的痛苦，实现这一目的的根本是靠科学的护理，而科学的护理来自科学的研究。只有通过科学的研究，才能使护理活动领域中的问题、现象得到理性的认识,使护理理论不断地更新,从而不断推动护理学科向前发展。

第二节 护理研究的发展历史

护理研究的历史并不长,最早的护理研究始于弗洛伦斯·南丁格尔在英、法、俄克里米亚战争期间发表的《护理笔记》,该研究通过观察法和统计分析法,分析了医院感染相关问题,提出了通过改善医院环境降低院内感染的建议。

20世纪初至20世纪40年代是护理研究的初级阶段和形成阶段。此阶段主要关注的是护理教育方面的研究,强调对护士需要加强高等护理教育。同时,也开始注重临床护理方面的研究。

20世纪50年代至70年代初是护理研究的发展阶段。这一阶段的护理研究逐渐从医院护理教育转向以大学为主体的护理教育形式。随着高学历护士人数增多,护士基金和护理研究中心的建立,推动了护理研究的迅速发展。到70年代,《护理研究》等护理研究相关杂志创刊,为护理研究的结果提供了传播的途径。

20世纪70年代中期起开始了护理研究的飞速发展。开始对临床护理和改进护理方法等方面进行研究,建立了护理研究的理论体系。特别是1986年美国建立了国家护理研究中心,大大提升了护理研究在医学研究中的地位。同时,护理研究也越来越多地获得相关基金的资助。

我国护理研究工作起步晚,发展也较为缓慢。近年来,随着护理学独立成为一级学科后,护理研究也得到了较快的发展。从1954年至今,已陆续有《中华护理杂志》、《护理学杂志》及《护理进修杂志》等近30种护理研究期刊创刊,对我国护理研究的结果的发表和交流起到了积极的作用。

知识拓展

19世纪中叶,弗洛伦斯·南丁格尔首创了护理专业,被称为护理学的创始人,现代护理学和现代护理教育学的奠基人。

1860年,南丁格尔在伦敦圣托马斯医院开办了世界第一所护士学校——南丁格尔护士训练学校。

为了纪念南丁格尔,国际护士会建立了南丁格尔国际基金会,向各国优秀护士颁发奖金,供其进修学习,并把每年5月12日——南丁格尔诞辰日定为国际护士节。

第三节 护理研究的基本步骤

护理研究作为科学研究的一种特定形式,其实质就是针对护理实践过程中遇到的问题,通过设计一套完整的科学研究方案,认真地观察、记录和分析一些现象和结果,最终解决相关的问题。总体来讲,护理研究的基本步骤包括:

(1)研究问题的提出和确立,即护理研究的选题。

(2)明确用实验方法和技术路线来回答研究问题,即护理研究设计。

(3)实验研究阶段,即研究方案的实施。

(4)研究资料收集及分析。

(5)研究结果总结,撰写论文。

选题是护理研究的第一步,也是护理研究过程中最重要的一个环节。护理研究的选题可以来自护理实践过程中发现的问题,也可以是在现有护理技术基础上进行创新,还可以从与护理相关的交叉学科中发现问题,或者从前人大量的研究报道中查漏补缺等等。选题的关键是要遵循创新性、科学性及实用性原则。

护理研究设计要围绕研究目的选择合适的研究对象、研究方法、观察指标及相应的结果评判标准。

研究方案能否顺利实施是决定护理研究成功与否的关键。此步骤需要根据实验设计既定的方案开展相关研究。如果结果与预期结果不符,需经过充分论证后适时调整相关研究方案。

护理研究是以数据或事实资料为基础,根据项目实施过程中发现的现象和结果搜集资料,从中发现有价值的材料或有规律的线索。在此基础上对资料进行整理、分析和综合,去粗取精,去伪存真,从而得到新的科学结果和结论。

研究论文的撰写是对研究工作进行书面总结,通过对研究结果进行充分讨论,将研究结果的感性认识上升到理性认识,从而形成对研究问题的答案或结论。

小 结

1. 护理研究的概念:护理研究是用科学的方法反复地探索、回答和解决护理领域的问题,直接或间接地指导护理实践的过程。

2. 护理研究的范围 ┤ 研究与生物人的健康有关的问题
研究与社会人的健康有关的问题
研究与护理专业自身发展有关的问题

【思考题】
(1)阐述护理研究的概念。
(2)护理研究包括哪些内容?
(3)护理研究的基本过程分为哪些步骤?

(郑 英 刘永兵)

第二章　护理研究中的伦理问题

- **掌握**：护理研究伦理审查。
- **熟悉**：① 动物实验的伦理准则；② 人体实验的伦理准则。
- **了解**：① 动物实验的意义和现状；② 人体实验的意义。

第一节　动物实验中的伦理问题

一、动物实验的意义

动物实验指为了获得有关生物学、医学等方面的新知识或解决具体问题而使用动物进行的科学研究。动物实验的意义包括以下几个方面。

1. 为临床试验奠定基础　医学科研内容广泛，处理因素复杂，以动物为"人的替身"进行各种研究，可以最大限度地保护人体的安全。通过动物实验获取的资料，在许多情况下是临床试验顺利开展的必要条件。

2. 便于深入揭示微观变化　以动物为对象进行研究，便于从更深层次观察机体的微观变化，有利于深刻揭示疾病的本质和药物的治疗机制。

3. 缩短研究周期　有些动物生命周期很短，或者通过建立动物模型的方法，在较短时间内就能获得大量所需样本，从而有效缩短了科学研究的周期。

二、动物实验现状

当代动物实验的应用已经从医学领域扩大到生理学、血液学、传染病学、放射学、航天、航海等广泛科学领域，并结合了各个学科领域的先进技术成果，特别是包括医学在内的生命科学高新技术成果，为包括医学在内的各相关学科的发展奠定了坚实的基础。

三、动物实验相关伦理准则

1. 相关法规　1988 年，经国务院批准，国家科委以 2 号令发布了我国第一部实验动物管理的法规性文件《实验动物管理条例》。1997 年，国家科委根据《实验动物管理条例》，针对实验动物质量规范化管理出台了《实验动物质量管理办法》，这是我国实验动物质量规范化管理的第一个专门的规范性文件。该办法明确提出了我国实验动物质量管理，保证实验动物和动物实验质量，提出建立"国家实验动物种子中心"和"检测机构"。2001 年，科技部与卫生部等七部（局）联合发布了《实验动物许可证管理办法（试行）》（国科发财字〔2001〕545 号），规定了申请许可证的行为主体、条件、标准、审批和发放程序，强调了许可证的管理和监督。2006 年 9 月 3 日科技部发布了《关于善待实验动物的指导性意见》，这是我国第一个针对实验动物福利伦理管理的政府部门制定的规范性文件。至此，我国建立的相对完备的实验动物法规制度体系，包括实验动物许可证制度、实施实验动物种子管理制度。

2. 相关标准　　为了保证和提高动物实验的质量,国家相关部门分别制定出台了涉及实验动物、饲料、环境设施和相关质量指标检测方法的强制性标准和推荐性标准。如实验动物微生物学等级及监测标准、实验动物用的配合饲料卫生标准、实验动物寄生虫学检测方法系列标准、近交系小鼠、大鼠皮肤移植法标准以及和医学动物实验开展场地密切相关的实验动物环境设施标准等。这些标准的出台,规范了动物实验的各个相关环节,保证了相关产品的质量,但具体到开展医学动物实验的实验动物使用单位,还应该制定具体的标准操作规程(standard operating procedure,SOP)。SOP 的内容主要包括了组织机构人事规程、实验设施管理与动物实验环境维护规程、实验仪器设备管理规程、常用动物实验材料处理规程、动物实验基本操作技术规程等。

3. 动物福利法原则　　国际上普遍公认的动物福利概念是动物应该享有的"五大自由",也是动物福利法的基本原则。

(1)享有不受饥渴的自由:为动物提供适当的清洁饮水和保持健康所需要的食物,使动物不受饥渴之苦。

(2)享有生活舒适的自由:为动物提供适当的房舍或栖息场所,能够舒适地休息和睡眠,使动物不受困顿不适之苦。

(3)享有不受痛苦伤害和疾病威胁的自由:为动物做好防疫,预防疾病和给患病动物及时诊治,使动物不受疼痛、伤病之苦。

(4)享有生活无恐惧和悲伤感的自由:保证动物有良好的条件和处置方法(包括宰杀过程),使动物不受恐惧和精神上的痛苦。

(5)享有表达天性的自由:为动物提供足够的空间、适当的设施以及同类动物伙伴在一起,使动物能够自由表达正常的习性。

4. 动物实验的"3R"理论　　1959 年,英国的动物学家、心理学家 W. M. S. Russell 和微生物学家 R. L. Burch 首次提出了包括动物实验和实验动物的减少、替代与优化的动物实验替代方法理论(简称"3R"理论)。

(1)减少:减少理论是指在科学研究中,使用较少量的动物获取同样多的试验数据或使用一定数量的动物能获得更多实验数据的科学方法。在科研实验中,可以根据不同的课题、不同的方案,通过采用更好的统计学方法,选择最佳的实验设计,以达到减少实验动物用量的目的。具体的动物实验中,减少原则还体现为减少动物的疼痛和痛苦时间,避免不必要的让动物痛苦的操作。实验动物管理委员会应指导研究者去确定动物什么时候应该被实施安乐死。使用适当的低蔓延性方法时,可施行麻醉或痛觉缺失术使科研动物的疼痛和痛苦最小化。

(2)替代:替代理论是指使用其他方法而不用动物进行实验或其他研究课题,以达到实验目的;或是使用没有知觉的实验材料代替以往使用神志清醒的活的脊椎动物进行实验的一种科学方法。长期以来,科学家已经探索了很多替代使用动物的方法和技术如体外培养技术、低等生物的利用、生物物理或生物化学替代方法、数学模型和计算机模拟,其他替代方法如在教学演示方面,可以用屠宰动物的眼睛作为替代品进行眼睛安全检验等。

(3)优化:优化理论是指在符合科学原则的基础上,通过改进条件,善待动物,提高动物福利;或完善实验程序和改进实验技术,避免或减轻动物造成的与实验目的无关的疼痛和紧张不安的科学方法。

知识拓展

　　动物实验设计方案需要经过实验动物管理委员会或伦理审查委员会的审批才能得以实施,主要内容包括:①充分阐明实验的必要性,并证明无任何其他方法可以取代该动物实验;②充分阐明实验的合理性,即所用的实验动物种类、品系、数量、性别、日龄等都是科学合理的;③明确实验过程可能给动物造成的疼痛,痛苦有多大;④如果是使用非人灵长类动物做实验,对实验完成后退役的动物必须有妥善安置措施。

第二节　人体实验中的伦理问题

一、人体实验的意义

人体实验是以人体作为受试对象,用科学的实验手段,有控制地对受试者进行研究和考察的医学行为和过程。人体实验在医学研究中发挥着重要作用。

1. 人体实验是医学发展的基础和手段　人体实验在现代医学和医学研究中有着极其重要的地位,无论是基础医学还是临床都离不开人体实验。医学的任何新理论、新方法无论是经过何种人体外实验、多少次成功的动物实验,在常规应用之前,都必须回到人体实验之中。只有经过人体实验证明确实有益才能推广应用。即便是已应用于实践的理论和方法,还必须不断地通过人体实验手段,加以修正和完善。因此,人体实验不仅是医学的起点,也是医学研究的最后阶段。

2. 人体实验是医学研究成果临床应用的中间环节　医学科研,最终都将服务临床实践,都将涉及人的生命安危。因而,一切医学科研成果,在应用于临床以前,都必须有一个验证过程。现代医学研究,虽然已有动物实验的基础,但动物与人毕竟存在着种属的差异,所以,新药和新技术不论在动物实验上成功了多少次,在开始应用于人防治疾病之前,仍然需要人体实验的进一步验证。另外,人类某些特有的疾病与动物复制的疾病模型差异太大,如果不经过人体实验这一环节,最终不能确定其临床的医学价值。

二、人体实验伦理矛盾

人体实验研究涉及医患双方、社会等多方面的关系,并且有一定的风险,因此存在一些伦理矛盾,主要有以下矛盾。

1. 社会公益与受试者利益的矛盾　人体实验对受试者在进行实验时可能有益或可能无益,且要冒一定的风险,而人体实验的使命是维护和促进人类健康,造福于人类。因此,社会公益与个人利益也存在一定的矛盾。但人体实验不管是成功还是失败,都具有科学价值。成功的人体实验虽然也有利与弊的矛盾,但总是对受试者有利,即使失败也可以总结教训,为科学的探索积累经验。社会公益与受试者利益,从根本上说是一致的。

2. 实验者主动与受试者被动的矛盾　在人体实验中,实验者明确实验的目的、途径和方法,对实验中可能发生的问题和后果也有充分预测,并有相应的急救措施,因此实验者是主动的。而受试者或因医治疾病的需要,或志愿接受试验,但对实验的目的、要求和方法大多不了解或不太明确,对可能发生的危害亦无相应的措施,有的志愿者是由于一定的社会地位或经济利益驱使志愿受试,形式上主动,实际上被动,有的非志愿实验,即迫于武力或政治压力,受医师的欺骗、胁迫、诱导而参加的实验,因此是被动、盲目的。

3. 实验者强迫与受试者自愿的矛盾　在人体实验中,实验者虽不能明目张胆地强制人们接受实验,但在实际中有些实验者为达到某种目的可能夸大实验对患者的益处或病情的急需,或声明除此以外无别的方法,即含有强迫因素。而受试者为早治愈或绝处逢生又不得不接受,即含有被迫因素。因此,人体实验中存在着一定的实验者强迫和受试者自愿之间的矛盾。

三、人体实验的规范和伦理原则

1. 人体实验的相关法规　为了杜绝人体实验中的非人道行为,保护医学科学发展和人类自身的利益,维护其道德尊严,世界卫生组织和一些国家的医学界、法学界人士曾多次召开会议,研究医学实验道德与法,并发表宣言,其中《纽伦堡法典》和《赫尔辛基宣言》是最具代表性的文件。

《纽伦堡法典》的基本精神:要求人体实验必须是:绝对需要受试者的知情同意;实验是对社会有利的,又是非做不可的;人体实验前先经动物试验;避免给受试者精神和肉体的痛苦及创伤;估计受试者有可能死亡或残废的,不准进行实验;危险性不超过人道主义的重要性;精细安排,采取一切措施杜绝发生伤残;实验必须由受过科学训练的人来进行;实验期间,受试者有权停止实验;实验过程中,发现受试者有可能伤残或死亡时,立即停止试验。

继《纽伦堡法典》公布后,1964年,第18届世界医学大会正式通过《赫尔辛基宣言》。这个宣言具体规定了人体实验的道德原则和限制条件。主要精神如下:① 人体实验的目的必须是为改进诊断、治疗和预防的技术,了解疾病的病因和发病机制,更好地维护人体健康;② 必须承认有两种医学研究:一是主要目的为诊断和治疗;二是纯粹的科学研究,跟患者的诊断和治疗无直接关系;③ 实验必须符合普遍认可的科学原理,经过周密的实验设计和动物实验,实验程序的设计得到科学的说明,实验者熟悉过去有关文献;④ 实验方案应由专门委员会考虑、评价和指导,要有受过严格训练、有资格的人和被认可的临床医生监督进行,尊重和保护受试者的权利,减少对其肉体、精神及人格的冲击;⑤ 发表和公布实验报告,要忠于事实、准确无误,有违《赫尔辛基宣言》道德原则的,不得发表;⑥ 实验要着眼于未来,不影响受试者的外界环境和生活福利;⑦ 实验前告诉受试者实验目标、方法、预期好处、潜在危险及不适感;受试者可随时撤销同意实验的承诺,而不影响合理治疗;⑧ 实验指导思想是《日内瓦宣言》中规定的"必须首先考虑的是患者的健康"及《国际医德守则》中规定的"任何行动或建议只能符合人类的利益而不能有损人类肉体和精神的抵抗力"。

1979年4月18日,美国国家委员会(保护生物医学和行为研究中的受试者的国家委员会)发表了《牵涉人类受试者的研究的伦理原则和指南》,这就是著名的《贝尔蒙特报告》。该报告制定了"保护研究中受试者之伦理原则与纲领"并提出了三项基本伦理原则:尊重个人、善行、公正。在研究行为中,对这三条一般原则的应用分别产生了以下三个要求:一是知情同意,包含知情、理解和自愿。二是评估风险与收益。三是合理选择试验对象。

2002年,国际医学科学组织委员会在日内瓦开会,颁布了《涉及人的生物医学研究的国际伦理准则》,该准则共21条,涵盖六大领域,分别是受试者的知情同意、受试者的挑选、资料保密、受试者意外伤害的赔偿、审查程序、外国赞助的研究。

2. 人体实验的伦理原则

(1) 医学目的原则:医学目的是人体实验的唯一目的,医学目的原则是人体实验的最高宗旨和根本原则。现代科学技术为医学研究提供了强有力的手段,使医学具有更广阔的领域和前景,它预示着医学对人的控制能力的无限增长。在这种背景下,只有坚持医学人道,才能确保人体实验对人类具有积极的意义。一切背离医学目的原则的研究都是不道德的,必须予以杜绝。

(2) 知情同意原则:情同意是人体实验的基本伦理原则之一,在人体实验过程中需尊重受试者知情同意权。"知情"的要求就是研究者要向受试者提供关于人体试验的真实、足够、完整信息,而且要使受试者对这些信息有着正确的理解,并可以根据这些信息作出理性判断。"同意"的要求是受试者必须具有同意的能力。一般考虑以下两个可操作的因素:首先是年龄,即考察受试者的智力状况能否胜任这种"同意"决策。是否同意参加人体试验对受试者来讲是极其严肃的重大决定,我们建议18周岁以上的人才具有同意能力,18周岁以下则不具有同意能力;其次是精神状况,即精神状况是否胜任这种"同意"决策,是否有昏迷、痴呆等精神障碍。第二,受试者必须是自主、自愿的同意。

有关知情同意的特殊处理:其一,知情同意的代理。如果受试者本人不能行使知情同意权,则必须取得与受试者没有利益和情感冲突的监护人或其他有合法资格者的代理知情同意。其二,知情同意的免除,在《涉及人的生物医学研究国际伦理准则(试行)》有相关规定。

在实验中对受试者透露的危险性过多,就会增加征集受试者的困难。同时,受试者文化程度和医学知识水平等也使知情的程度受到一定的限制。但同意是在知情的基础上,没有任何外来压力的情况下做出决定,如果采用欺骗或强迫手段,或利用经济诱惑而取得同意,是违背知情同意原则的。

(3) 维护受试者利益原则:体实验必须以维护受试者利益为前提,是人体实验的前提和必须遵循的基本原则。医学科学研究的重要性要服从于保护受试者的利益不受伤害,不能只顾及医学科研成果而牺牲受试者的利益。根据这一原则,人体实验在实验前,应反复权衡利弊,多方面估计可能发生的问题,并且坚持先做动物实验,获取无危害性的符合科学的良好效果后,再做人体实验。一般说来,实验效果对于受试者的重要性,始终要大于对科学研究和对人类社会方面的影响,否则,实验就不能进行。实验中,首先要注意慎重选择实验对象。根据人道主义原则,对于正常人(包括健康人和一般患者)的人体实验是应当允许的,对于正常儿童和胎儿的任何实验都必须禁止。对患病儿童、弱智者、精神病患者和残疾人的非治疗性实验应绝对禁止,治疗性实验也要慎重。对战犯、囚犯和被占领国公民不得进行任何性质的人体实验,因为对他们很难实现知情同意的原则。其次,人体实验存在损伤人体、导致病情恶化的局限性,在进行实验时还要利用当时的科学技术手段对患者进行充分的医疗照顾和保护,把风险降到最低限度。一旦出现风险,要立刻停止实验。

目前,国内外医学界、伦理学界普遍把维护受试者的利益,对患者个人权利的尊重,仁爱之心,公正对待患者等方面看做是临床人体实验性医学手段应具备的伦理学基础。

(4) 科学的原则:人体实验时研究者要进行严密的科学设计,寻找较安全的、合理的途径和方法,制定详细的研究方案,严格控制可能出现的对受试者的意外损害,把伤害控制在最低限度内,并且给受试者以一定的补偿。为保证人体实验的科学性,应做到:以动物实验为前提,制定严密科学的实验计划并经过严格的审核,实验对照原则等。

(5) 保密原则:学研究中,人体实验的受试者享有隐私权及匿名权。实验者对受试者提供的有关自身生理、心理、行为等资料,尤其涉及个人隐私的部分,应予以保密,不能任意宣扬。这样,受试者才有安全感,实验者才能获得受试者的信任,也才可以获得受试者更好的配合。

第三节　护理研究的伦理审查

一、伦理审查组织

1. 伦理审查机构　　护理研究的伦理审查机构为伦理审查委员会。伦理审查委员会是为以人为研究对象(人类受试者)的研究提供伦理审查的批准和监督的机构,由不同学科专家、人士组成的,对动物实验研究和涉及动物的生物医学研究进行科学审查和伦理审查。它还有"医学伦理专家委员会"、"生命伦理委员会"、"医学伦理委员会"、"机构审查委员会"、"医院伦理委员会"等不同称谓。

2007 年卫生部颁布实施《涉及人的生物医学研究伦理审查办法(试行)》,该办法规定卫生部设立医学伦理专家委员会;省级卫生行政部门设立本行政区域的伦理审查指导咨询组织;开展涉及人的生物医学研究和相关技术应用活动的机构,包括医疗卫生机构、科研院所、疾病预防控制和妇幼保健机构等,设立机构伦理委员会。

伦理审查委员会的组成应该是多学科和多部门的,新调整的卫生部医学伦理学专家委员会由公共卫生、哲学、法律、医学伦理学、中国医学史、药理学、卫生统计学、生物医学工程、神经及精神病学、儿科学等17 个学科的专家组成。机构伦理委员会的委员由设立该伦理委员会的部门或者机构在广泛征求意见的基础上,从生物医学领域和管理学、伦理学、法学、社会学等社会学科领域的专家中推举产生,人数不得少于 5人,并且应当有不同性别的委员。少数民族地区应考虑少数民族委员。伦理审查委员会应该是能够独立(组成、运作和作决定,不受政治、制度、专业和市场的影响)地行使其功能。

2. 伦理审查委员会的职责、权限和义务

(1) 伦理审查委员会的职责:机构伦理委员会主要承担伦理审查任务,包括:① 审查研究方案,维护和保护受试者的尊严和权益;② 确保研究不会将受试者暴露于不合理的危险之中;③ 对已批准的研究进行监督和检查,及时处理受试者的投诉和不良事件。也可根据社会需求,受理委托审查,组织开展相关伦理培训。

(2) 机构伦理委员会的权限:机构伦理委员会的权限包括:

1) 要求研究人员提供知情同意书,或者根据研究人员的请求,批准免除知情同意程序。

2) 要求研究人员修改研究方案。

3) 要求研究人员中止或结束研究活动。

4) 伦理委员会按照伦理原则自主做出决定,不受任何干扰;对研究方案做出批准、不批准或者修改后再审查的决定。

(3) 伦理委员会的义务:伦理委员会接受本行政区域和国家卫生行政部门的监督和管理,伦理委员会委员应当为接受伦理审查的研究项目保密;按照伦理原则自主作出决定,不受任何干扰;审查结果应当及时传达或者发布。

3. 伦理审查的标准

(1) 国家法律、法规和规章的规定：伦理委员会的伦理审查应当遵守国家法律、法规和规章的规定，遵守社会公共道德。这些法律包括《中华人民共和国执业医师法》、《医疗机构管理条例》、《涉及人的生物医学研究伦理审查办法(试行)》及《实验动物管理条例》。《中华人民共和国动物保护法》正在进行专家起草、征求民意工作。

(2) 公认的生命伦理原则：公认的生命伦理原则包括尊重原则(其中包括尊重自主、知情同意、保密和保护隐私等)；不伤害原则(包括首先考虑到对受试者的伤害、进行风险/受益以及伤害/受益的评估、最大限度地降低伤害等)；有利原则(包括确有助益、效用原则等)；公正原则(包括基本权利完全平等、非基本权利比例平等以及补偿原则等)。

实验研究的伦理原则包括：维护受试者利益原则、尊重动物福利原则、医学目的性原则、科学性原则、知情同意原则、公平合理原则和伦理审查原则等。

(3) 具体规范

1) 动物实验伦理规范：① 保护实验动物：禁止无意义滥养、滥用、滥杀实验动物。制止没有科学意义和社会价值或不必要的动物实验；优化动物实验方案，减少不必要的动物使用数量；在不影响实验结果的科学性、可比性情况下，采取动物替代方法。② 尊重动物福利：保证实验动物生存时包括运输中享有最基本的权利，享有免受饥渴、生活舒适自由，享有良好的饲养和标准化的生活环境，各类实验动物管理要符合该类实验动物的操作技术规程。③ 善待动物：防止或减少动物的应激、痛苦和伤害，尊重动物生命，制止针对动物的野蛮行为，采取痛苦最少的方法处置动物。④ 综合性科学评估：审查工作应该保持独立、公正、科学、民主、透明、不泄密，不受政治、商业和自身利益的影响；各类实验动物的应用或处置必须有充分的理由为前提；在全面、客观地评估动物所受的伤害和应用者由此可能获取的利益基础上，负责任地出具实验动物或动物实验伦理审查报告。

2) 涉及人的生物医学研究伦理审查的具体规范包括：① 自主与知情同意：尊重和保障受试者自主决定同意或者不同意受试的权利，严格履行知情同意程序。不得使用欺骗、利诱、胁迫等不正当手段使受试者同意受试，允许受试者在任何阶段退出受试。② 受试者至上：对受试者的安全、健康和权益的考虑必须高于对科学和社会利益的考虑，力求使受试者最大程度受益和尽可能避免伤害。③ 经济减免：减轻或者免除受试者在受试过程中因受益而承担的经济负担。④ 隐私与保密：尊重和保护受试者的隐私，如实将涉及受试者隐私的资料储存和使用情况及保密措施告知受试者，不得将涉及受试者隐私的资料和情况向无关的第三者或者媒体透露。⑤ 免费治疗与赔偿：确保受试者因受试受到损伤时得到及时免费治疗，并得到相应的赔偿。⑥ 脆弱人群的特殊保护：对于丧失或者缺乏能力维护自身权利的受试者(脆弱人群)，包括儿童、孕妇、智力低下者、精神患者、囚犯以及经济条件差和文化程度很低者，应当予以特别保护。

4. 伦理审查的内容　　伦理审查主要审查研究的设计、进程以及研究的统计与处理是否符合国家法律、法规和规章的规定，是否符合公认的生命伦理原则，是否符合涉及人的生物医学研究伦理审查的具体原则等。具体内容包括：① 研究者的资格、经验是否符合试验要求；② 研究方案是否符合科学性和伦理原则的要求；③ 受试者可能遭受的风险程度与研究预期的受益相比是否合适；④ 在办理知情同意过程中，向受试者(或其家属、监护人、法定代理人)提供的有关信息资料是否完整易懂，获得知情同意的方法是否适当；⑤ 对受试者的资料是否采取了保密措施；⑥ 受试者纳入和排除的标准是否合适和公平；⑦ 是否向受试者明确告知他们应该享有的权益，包括在研究过程中可以随时退出而无须提出理由且不受歧视的权利；⑧ 受试者是否因参加研究而获得合理补偿，如因参加研究而受到损害甚至死亡时，给予的治疗以及赔偿措施是否合适；⑨ 研究人员中是否有专人负责处理知情同意和受试者安全的问题；⑩ 对受试者在研究中可能承受的风险是否采取了保护措施；⑪ 研究人员与受试者之间有无利益冲突。

二、伦理审查程序

1. 申请

(1) 申请：涉及人的生物医学研究项目应该向伦理委员会提出申请，申请者需要提交如下材料：

1) 伦理审查申请表。

2) 研究或者相关技术应用方案。

3）受试者知情同意书：同时,必须得到受试者的知情同意。

4）动物实验研究项目应该向伦理委员会提交"伦理审查申请表"。

（2）重新申请：当项目的实施程序或者条件发生变化时,必须重新获得受试者的知情同意,并重新向伦理委员会提出伦理审查申请。

2. 审查　　伦理委员会根据伦理审查标准,通过上述提交的材料,对研究项目的科学方面和伦理方面进行具体审查。通过审查,可以做出"批准"、"不批准"或者"作必要修改后再审查"的决定。伦理委员会做出的决定应当得到伦理委员会三分之二委员的同意。伦理委员会的决定应当说明理由。对于预期损害或不适的发生概率和程度不超过受试者日常生活或者常规治疗可能发生的概率和程度的项目（即小于最低风险的项目）,可由伦理委员会主席或者由其指定一个或几个委员进行审查。

申请项目经伦理委员会审查批准后,在实施过程中进行修改的,应当报伦理委员会审查批准。在实施过程中发生严重不良反应或者不良事件的,应当及时向伦理委员会报告。

3. 回避　　伦理委员会委员与申请项目有利益冲突的,应当主动回避。无法回避的,应当向申请人公开这种利益。

三、伦理审查监督管理

各级卫生行政部门对伦理审查工作开展监督管理,其具体包括:

（1）开展涉及人的生物医学研究的机构是否按要求设立伦理委员会。

（2）机构的伦理委员会是否按照伦理审查原则实施伦理审查。

（3）伦理审查内容和程序是否符合要求。

（4）伦理审查结果执行情况,有无争议。

国家卫生和计划生育委员会对全国的伦理委员会实行宏观管理,建立健全伦理审查规章制度,研究制定有关政策。省级卫生行政部门对本行政区域内的伦理委员会的伦理审查工作负有监督管理的责任。境外机构或个人在中国境内进行涉及人的生物医学研究,其研究方案已经经过所在国家或者地区的伦理委员会审查的,还应当向我国依照本办法设立的伦理委员会申请审核。

小 结

1. 动物实验的伦理准则
- 相关法规:《实验动物管理条例》、《实验动物质量管理办法》、《实验动物许可证管理办法（试行）》、《关于善待实验动物的指导性意见》
- 相关标准:国家相关部门分别制定出台了涉及实验动物、饲料、环境设施和相关质量指标检测方法的强制性标准和推荐性标准;具体开展医学动物实验的实验动物使用单位,制定具体的标准操作规程（SOP）
- 动物福利法原则:五大自由
- 动物实验的"3R"理论:减少、替代、优化

2. 人体实验的伦理准则
- 相关法规:《纽伦堡法典》、《赫尔辛基宣言》、《贝尔蒙特报告》、《涉及人的生物医学研究的国际伦理准则》
- 伦理原则:医学目的原则,知情同意原则,维护受试者利益原则,科学原则,保密原则

3. 护理研究的伦理审查
- 伦理审查机构:国家卫生计生委医学伦理专家委员会,相关机构伦理委员会
- 伦理审查的标准:相关国家法律、法规和规章的规定,公认的生命伦理原则,具体规范
- 伦理审查程序:申请、审查、回避

【思考题】

（1）如何理解人体研究的伦理矛盾与道德原则之间的关系?

（2）使用安慰剂是否是对患者不道德的欺骗?

（康美玲）

第三章　医学文献检索

学习要点

- **掌握：** ① 文献、文献检索及检索工具的概念；② 文献、文献检索及检索工具的类型；③ 常用医学文献检索数据库。
- **熟悉：** 文献检索的途径、方法与步骤。
- **了解：** 各种医学文献检索数据库的检索方法。

第一节　文　献　概　述

一、文　献　的　概　念

国家标准局 1983 年颁布的《文献著录总则》中将文献定义为"记录有知识的一切载体"。这一看似简单的定义，实际上包含了作为文献的四个基本要素：① 记录知识的具体内容；② 记录知识的手段，如文字、声音、图像、视频等；③ 记录知识的载体，如陶瓷、布、纸张、光盘、硬盘、磁带、胶片等。④ 记录知识的手段，如铸刻、书写、复印、录音、录像，它们是知识与载体的联系方式。

文献是社会发展的产物，凡是由人类积累创造的知识，用文字、图形、符号、声频及视频等手段记录下来并用以交流传播的一切物质形态的载体，都称为文献。记录科技知识的文献称为科技文献。医学文献属于科技文献的范畴，它记录了医学工作者在研究人类生命过程及同疾病作斗争过程中形成的科学知识，包括研究人类生命活动与外界环境的关系，研究人类疾病的发生、发展及其防治、消灭的规律，以及增进健康、延长寿命和提高生活质量的有效措施等。

二、文献的级别和类型

1. 文献的级别　　根据文献内容的加工深度和内容性质，常将文献划分为一次文献、二次文献、三次文献和零次文献四个级别。

（1）一次文献：是未经加工的原始文献，是以作者直接记录的研究成果为基本素材写成的期刊论文、专利文献、科技报告、会议论文、学位论文等，具有创造性、原始性和分散性。是人们学习参考的最基本的文献类型，也是最主要的文献情报源，是产生二次、三次文献的基础，是文献检索的主要对象。

（2）二次文献：是对一定范围内的无序的分散的一次文献进行加工、整理和编排，用于检索查找利用一次文献而编制的文献。如书目、索引、题录、文摘及相应的数据库。因其具有检索功能而被称为检索工具或检索系统。二次文献具有汇集性、工具性、综合性和系统性等特点。二次文献及其利用是文献检索课的核心内容。

（3）三次文献：是科技人员在充分利用二次文献的基础上对一次文献做出系统整理和概括的论述，并加以分析综合编写而成的概括性文献。主要包括综述研究、参考工具书和文献指南三种类型。

（4）零次文献：指未经信息加工，直接记录在载体上的原始信息，如实验记录、发言稿、调查材料等。它是一次文献的素材，对一次文献的形成具有重要作用。

2. 文献的类型　　文献按照载体类型可分为印刷型、电子型、声像型、书写型和缩微型五种。

（1）印刷型：以纸张为载体，以印刷技术为记录手段而产生的文献。如图书、期刊等，符合传统阅读习惯，因而成为人们信息交流和知识传递的最重要和最常用媒介。

（2）电子型：通过计算机存储阅读的文献。它以信息数字化形式将文献存储在磁盘、光盘、硬盘和网络数据库等介质，通过计算机、手机等设备进行阅读。电子型文献已逐步占有主导地位。

（3）声像型：利用声像技术直接记录声音、图像，然后通过播放手段给人以听觉、视觉感受的文献。如唱片、录像带、电影、电视片等。

（4）书写型：指以手工书写或抄写方式记录的文献。

（5）缩微型：以感光材料为载体，采用缩微技术将文字或图像记录存储在感光胶片上而形成的复制文献。分为缩微胶卷、缩微胶片和缩微照片等。

根据文献出版类型的不同，文献大致可分为图书、期刊、会议文献、学位论文、科技报告、专利文献、技术标准、政府出版物、产品样本、技术档案 10 种。除图书和期刊分别作为两种独立的类型外，其他 8 种均列入特种文献资料。所谓特种文献类型，就是介于图书与期刊之间，似书非书、似刊非刊的一类文献类型。

图书是文献中最常用、品种最多、数量最大的一种文献。是传统图书馆最主要的馆藏内容。按照其内容和读者对象图书可分为专著、科普读物、教科书和参考工具书四类。

期刊是一种定期或不定期的连续出版物。同图书相比，它具有出版周期短、反映新成果及时、内容新、信息量大等特点。报道最新科技知识、揭示最新科研成果的期刊为科技期刊。

第二节　文献检索概述

一、文献检索的概念

文献检索是指将文献按照一定的方式组织和存储起来，并根据用户的需要找出相关文献的过程和技术，即为存储和检索两个过程。狭义的文献检索是指根据用户的需求，利用检索工具或检索系统，查找出符合用户特定需求的文献的过程。

二、文献检索的类型

根据文献检索使用的工具和手段，文献检索可分为手工检索和计算机检索两种类型。

1. 手工检索　手工检索多以目录、文摘、索引、题录等书本或卡片式检索工具查找和获取文献。手工检索需要了解标引规则，用户根据文献标引规则查阅有关文献，具有灵活性高，费用低等特点，因此，手工检索仍然是一种重要的检索手段。

2. 计算机检索　计算机检索指在计算机检索网络或终端使用特定的检索指令、检索词和检索策略，从数据库中检索出所需要的文献，然后在终端设备上显示和打印的过程。计算机检索又可分为联机检索、光盘检索和网络检索。

（1）联机检索：是指用户借助数字通讯网络，在本地终端设备上，对远程联机检索中心的数据库进行直接的人机对话式检索。世界上比较著名的联机检索系统有美国医学图书馆 MEDLINE 系统、欧洲科技信息联机检索网络 EURONET 等。

（2）光盘检索：是指利用计算机设备对只读式光盘数据库（CD - ROM）进行检索。

（3）网络检索：是指利用计算机设备和国际互联网检索网上各服务器站点的信息。目前，网络检索的主要方式是搜索引擎。

三、检 索 工 具

1. 检索工具的概念　检索工具是用来存储、报道和查找文献的工具，具有存储和检索的功能。存储是把分散、无序的文献，采用一定的检索语言将其组织起来成为有规律的检索系统，变成检索工具。检索是按照有关检索语言,采用一定的方法和途径,检出自己所需的文献。

(1) 检索工具的构成要素

1) 文献:构成检索工具的主体。

2) 检索语言:用于组织文献,是经过分析和标引所形成的人工语言。

3) 文献条目:最基本的内容包括:文献题名、作者、作者单位、文献出处、文摘等。

(2) 检索工具的最基本特征

1) 详细描述文献的外表特征和内容特征。外表特征包括文献篇名、作者、单位、文献出处等。

2) 每条文献必须有既定的检索标识,如分类号、主题词、关键词等。

3) 全部文献必须根据一定规则和顺序形成一个有机的整体。

4) 能够提供多种途径检索供检索使用。

2. 检索工具的类型

(1) 根据检索工具收录范围分类

1) 单一性检索工具:收录的仅为某一种特定范围的文献。如《中国专利索引》。

2) 专业性检索工具:收录的仅为某一专业领域的文献,但其文献类型齐全,语言范围广。适用于检索某一专业相关的文献。如美国的《化学文摘》、MEDLINE、中国生物医学文献数据库等。

3) 专题性检索工具:收录某一特定专题的文献,范围更窄,内容更集中,适合检索某专业内特定课题研究。

4) 综合性检索工具:收录包括多种学科和多种类型的文献,适用于不同专业及不同学科的文献检索,如《中国学术期刊》(光盘版)。

(2) 根据检索手段分类

1) 计算机检索工具:指在计算机存储设备上按一定方式存储相互关联的数据集合,它包括联机、光盘和网络检索数据库等各种形式的数据库。按照数据库所含信息内容的不同划分为:文献书目数据库、信息指南数据库、数值型数据库、全文数据库和多媒体数据库。

2) 手工检索工具:是传统的检索工具,主要指工具书,如词语类工具书、图书类工具书、资料类工具书等。

四、文献检索的途径、方法与步骤

1. 检索途径　检索工具把大量的文献按照一定的规律组织成文献集合。检索文献就是根据一些检索特征,从不同的检索工具中找出所需的文献。因此,检索途径与文献的外表特征和内容特征密切相关。检索途径据此可分为:主题途径、序号途径、分类途径、书名途径、著者途径等。

(1) 主题途径:指根据文献的主题索引来检索文献。主题索引是利用文献资料中抽取的能代表文献内容实质的主题词按字顺编排的索引。检索时只要知道检索文献的主题词,即可查找相关的文献。

(2) 序号途径:指通过文献号码检索文献的途径。这类索引工具有"专利号索引"、"合同号索引"、"报告号索引"等。如果知道要查找文献的号码,利用相对应的号码索引,检索快捷而准确。

(3) 分类途径:指通过分类索引、分类号或类别来进行检索的途径。分类索引是按照文献主题所属的学科分类体系进行分类编排所形成的检索工具。如根据《中国图书馆分类法》分类,R 代表医药、卫生类,其中,R4 代表临床医学,R47 代表护理学。

(4) 书名途径:指根据书刊的名称来进行检索的途径。图书书名目录及期刊刊名目录是根据书刊资料的名称字顺进行排列形成的检索工具。

(5) 著者途径:指根据文献的作者姓名来查找文献的途径。著者索引和机构索引分别是根据著者姓名或团体著者的姓名字顺进行排列形成的检索工具。

2. 检索方法　根据检索目的和检索要求,有多种检索方法。常用的检索方法有:检索工具法、追溯法、浏览法和综合法。

(1) 检索工具法:即利用各种数据库、搜索引擎和工具书等查找所需的文献的方法,是获取文献的全面而系统的方法,也是目前文献检索最常用的方法。检索工具法又可根据检索时间的选取分为顺查法、倒查法和抽查法三种。顺查法是根据确定的起始年代按由远及近的顺序查找,直至获得最新文献的一种检索方法,这种检索方法可以系统地了解某一专题的发展情况。倒查法是从当前开始逐年向前,由近及远地逆时间顺序查找相关文献的一种检索方法。倒查法检索效率高,节省时间,但易漏检。抽查法是针对某一选题的发展特点,选择特定研究时期或研究阶段检索所需文献的方法。一般抽查几年或十几年,检索时间短,效率高。

(2) 追溯法:又称引文法,是以现有文献后所附参考文献为线索,去追踪查找相关文献的检索方法。应用追溯法检索文献时漏检率高,所获文献不全面,且往前的年代越远,所获信息也越陈旧。

(3) 浏览法:指通过浏览新近出版的期刊、专著等文献来了解最新相关信息的方法。

(4) 综合法:又称交替法,或循环法。指联合运用上面所述多种方法获取文献的方法。在检索文献时,需要根据检索的目的和检索实际选择适合的检索方法获得较高的查全率和查准率。

3. 检索步骤

(1) 分析检索要求,确定检索主题:检索课题确定后,需要明确检索的要求,如课题所属学科性质,以便选择合适的数据库;明确需要文献的时间段、文献类型等,以便对检索后的文献进行筛选;明确文献要求提供的是文摘,题录还是全文;明确所需文献的内容,以便选择合适的检索主题。

(2) 选择检索工具:根据检索课题的要求,分析目前所有的检索工具中有哪些符合检索主题的要求,选择一种或多种适合的检索工具进行检索。

(3) 确定检索方法:根据检索课题的特点、检索要求及不同类型检索工具的特点,确定适合的检索方法,如顺查法还是倒查法,追溯法还是综合法等。

(4) 正式检索:根据上述确定的主题、检索工具,应用选定的检索方法进行检索,获取所需的文献。检索时还需要根据获得文献的具体情况调整检索方法或检索工具,达到最满意的检索结果。

(5) 筛选文献:根据上述确定的检索方法获取的文献有时并不完全满足检索的要求,因此,还需对检索得到的文献进行筛选,根据检索课题的要求,粗略地浏览获取的文献,将符合检索要求的文献进行汇总。

(6) 获取文献全文:文献检索的结果可以得到一些文献线索或得到文献的全文。如果是文献线索,而检索要求是需要文献全文时,即需要根据文献线索获得文献全文。获取全文的途径有:

1) 本馆馆藏:通过馆藏目录了解本馆是否收藏有文献线索中相应的期刊,或是否购买了相关的全文数据库。

2) 馆际互借:可通过全国联合目录了解本地区大型图书馆是否收藏该文献,请对方提供相应的文献全文。

3) 搜索引擎或开放期刊网站:可获取免费文献全文。

4) 文献的通讯作者:可向该作者索取文献全文。

第三节　常用医学文献检索数据库

一、常用中文医学文献检索数据库

1. 中国生物医学文献服务系统

(1) 简介:中国生物医学文献服务系统(简称 SinoMed)是由中国医学科学院医学信息研究所/图书馆开发研制的,是集检索、统计分析、免费获取、全文传递服务于一体的生物医学中外文整合文献服务系统。图 3-1 显示 SinoMed 首页。SinoMed 是由中国生物医学文献数据库、中国医学科普文献数据库、北京协和医学院博硕学位论文库、西文生物医学文献数据库、英文文集汇编文摘数据库、英文会议文摘数据库、俄文生物医学文摘数据库和日文生物医学文献数据库八个子数据库构成。

SinoMed 收录内容涵盖医药卫生类包括预防医学、卫生学、中国医学、基础医学、临床医学(护理学列在临床医学的子目录中)、药学等生物医学的各个领域,是我国生物医学文献的重要文摘型数据库。截至 2015 年 3 月 14 日,收录有 1 359 余万篇中文文献,近 2 476 万篇外文文献,除学位论文库每季更新外,其他七个数据库均每月更新。

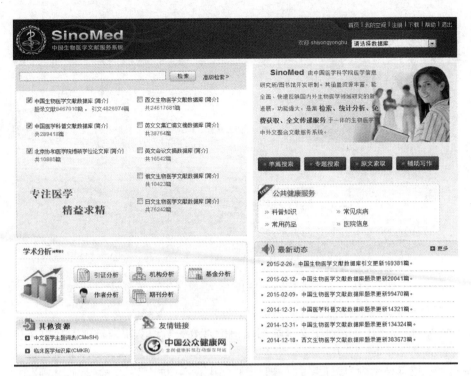

图 3-1 中国生物医学文献服务系统首页

（2）检索方法

1）跨库检索：SinoMed 可以选择一个或一个以上任意数据库同时进行检索，即跨库检索。跨库检索分快速检索、高级检索、主题检索和分类检索四种检索方式。图 3-2 显示跨库检索页面。

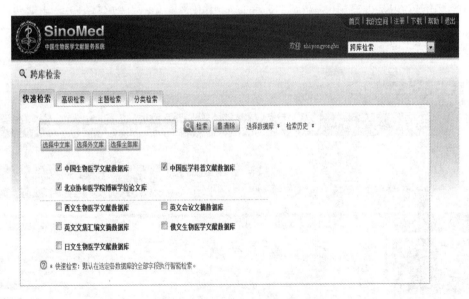

图 3-2 SinoMed 跨库检索页面

2）单库检索：SinoMed 含有八个数据库，点击其中任意一个数据库即可进入该数据库的检索页面，即单库检索。其中，中国生物医学文献数据库除跨库检索的四种检索方式外，还提供期刊检索、作者检索、机构检索、基金检索和引文检索五种检索方式。图 3-3 显示中国生物医学文献数据库检索页面。外文文献数据库中，除西文生物医学文献数据库外，其他外文数据库仅有快速检索和高级检索两种检索方式。

（3）检索结果的处理：SinoMed 的检索结果可以选择题录、文摘和详细三种格式显示；同时还可提供年代、作者、期刊和相关度四种方式排序；每个页面显示结果条数分别为 20 条、30 条、50 条和 100 条；结果输出支持打印、保存和 E-mail 三种方式。

SinoMed 检索到的文献本身只有题录和文摘，不提供全文，但提供与维普中文科技期刊全文数据库

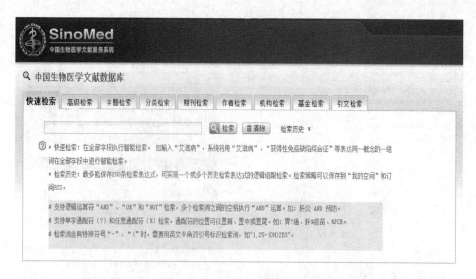

图 3-3　显示中国生物医学文献数据库检索页面

的链接,点击文献标题的相关链接可进行全文免费下载或收费后下载。

(4)检索举例:试在中国生物医学文献数据库中检索有关"近 20 年来护理专利申请相关的研究进展"的文献。

1)课题分析:根据检索内容,可提取"护理专利"、"申请"、"进展"三个检索词,其中"护理专利"为主要检索词,"申请"、"进展"为限定检索词,时间范围为 1995 年至今。

2)检索过程:为提供检出文献的相关性和全面性,首先选择"主题检索",在检索输入框中输入"护理专利",点击查找,执行主题检索。

2. 中国知网

(1)简介:国家知识基础设施(National Knowledge Infrastructure,CNKI)工程是由清华大学和清华同方发起,采用自主开发并具有国际领先水平的数字图书馆技术,建成了世界上全文信息量规模最大的"CNKI 数字图书馆"。图 3-4 显示中国知网首页。

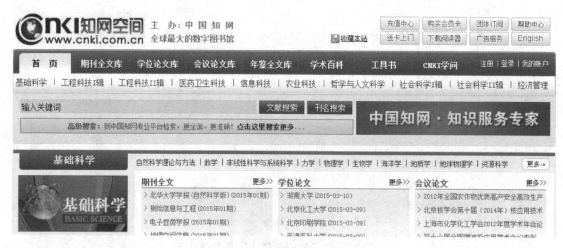

图 3-4　中国知网首页

中国知网可供使用的数据库有《中国学术期刊网络出版总库》、《中国学术期刊全文数据库》、《中国博士学位论文全文数据库》、《中国优秀硕士学位论文全文数据库》、《中国重要会议论文全文数据库》、《中国标准数据库》、《中国专利全文数据库》、《中国引文数据库》等多个数据库。文献类型有期刊论文、博硕士学位论文、会议论文、报纸、年鉴、百科、词典、专利、标准、图片、统计数据等。文献的学科领域包括基础科学、工程科技、农业科技、医药卫生科技、哲学与人文科学、社会科学、信息科技及经济与管理科学。中国知网提供统一检索功能,在同一界面可完成对全部数据库的检索,提供快速检索、高级检索、专业检索、作者发文检索、科研基金检索、句子检索和来源期刊检索七种检索方式。图 3-5 显示中国知网检索页面。

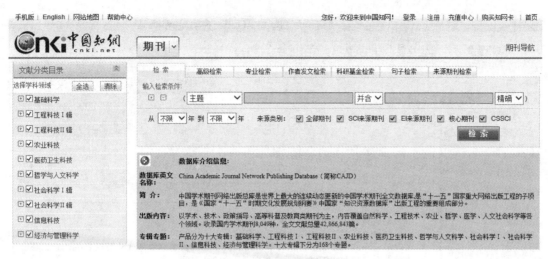

图 3-5 中国知网检索页面

(2)检索方法：中国知网提供了包括初级检索和高级检索在内的七种检索方法，其中初级检索和高级检索是最常用的两种检索方式，下面以此两种检索方法为例介绍中国知网的检索方法。

1)初级检索：系统默认的一种检索界面，检索时先确定检索条件是几个，选择检索项，填入相应的检索词，逻辑检索可选择"并含"、"或含"及"不含"，检索词可选择"模糊"或"精确"匹配两种，再选择所检索文献的时间跨度及来源类别，点击"检索"即可完成检索，获取所需文献。

2)高级检索：点击高级检索即可进入高级检索页面。检索时默认选择四组检索字段，在此基础上可以增加或减少。输入相应的检索词，同时在 2~8 之间的选择该检索词出现的词频数。

同样，逻辑检索也可选择"并含"、"或含"及"不含"，检索词也可选择"模糊"或"精确"匹配两种。除可以规定检索文献的时间跨度外，还可规定出版期次、更新时间、来源期刊、来源类别、支持基金、作者及作者单位等，在此基础上进行检索。当有检索结果显示时，还会显示"在结果中搜索"的选择框，勾选后进行二次检索，可在一次检索结果的基础上进一步缩小检索文献的范围。

(3)检索结果的处理：中国知网的检索结果页面默认显示 Ian 公司序号、篇名、作者、刊名及年期等信息。点击文献题名则可打开该文献的文摘格式，点击 CAJ 或 PDF 格式图标即可下载全文。选择检索结果前面的选择框，点击存盘后即可对检索结果进行打印或保存处理。

3. 维普中文科技期刊数据库

(1)简介：中国科技情报研究所重庆分所数据库研究中心是我国第一家进行中文期刊数据库研究的机构。数据库研究中心推出的《中文科技期刊篇名数据库》是中国第一个中文期刊文献数据库。其后，陆续推出了《中文科技期刊数据库》、《中国科技经济新闻数据库》、《中文科技期刊数据库(引文版)》、《外文科技期刊数据库》、《中国科学指标数据库》、智立方文献资源发现平台、中文科技期刊评价报告、中国基础教育信息服务平台、维普-Google 学术搜索平台、维普考试资源系统、图书馆学科服务平台、文献共享服务平台、维普期刊资源整合服务平台、维普机构知识服务管理系统、文献共享平台、维普论文检测系统等信息平台，其中《中文科技期刊数据库》收录了 1 200 余种期刊，文献总量达到 4 000 余万篇，是我国最大的数字期刊数据库。

(2)检索方法：进入维普资讯主页检索页面，可见维普期刊资源整合服务平台上期刊文献检索中可提供基本检索、传统检索、高级检索、期刊导航和检索历史等检索功能。图 3-6 显示维普期刊资源整合服务平台检索页面。

1)基本检索：先选定文献时间范围、期刊范围及学科，然后填入特定的检索词内，点击检索即可完成。检索词如果超过一个可以点击"＋"添加。

2)传统检索：是旧版本的检索途径，根据用户的需要，在同一检索页面内，可进行简单的单一提问检索，也可以进行二次检索或复合式检索。检索字段包括题名、关键词、刊名、作者等等。

3)高级检索：在高级检索中可提供导向式和直接输入检索式两种检索方法。导向式检索系统默认题名或关键词、作者、分类号、机构和刊名五个检索字段，同时分别提供查看同义词、同名/合著作者、查看

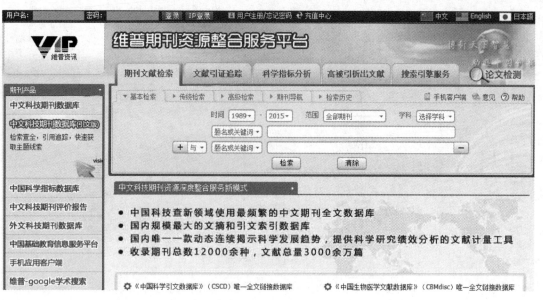

图 3-6　维普期刊资源整合服务平台检索页面

分类表、查看相关机构和期刊导航五种扩展检索选项。直接输入检索式检索是在检索框中输入检索词、字段标识、逻辑运算符等组成的检索式进行直接检索。

（3）检索结果的处理：维普数据库检索的文献以文章题录列表形式显示结果，可选中文献前的选择框，将文献批量导出，也可以点击"在线阅读"进行全文预览，或点击"下载全文"获取全文。一般全文的获取需要付费。目前平台提供手机和维普官方淘宝店支付两种付费方式。

4. 万方数据知识服务平台

（1）简介：万方数据知识服务平台收录自 1998 年以来国内出版的学术期刊论文、学位论文、会议论文、标准、专利、科技成果、特种图书等各类信息资源，出版了《中国学术期刊数据库》《中国学位论文全文数据库》《中国学术会议文献数据库》《中外专利数据库》《中外标准数据库》等十多种数据库，其中期刊论文收集了医药卫生在内的多种科技及人文社科期刊的全文，拥有多种期刊的独家版权。

（2）检索方法：图 3-7 显示万方数据知识服务平台检索页面。

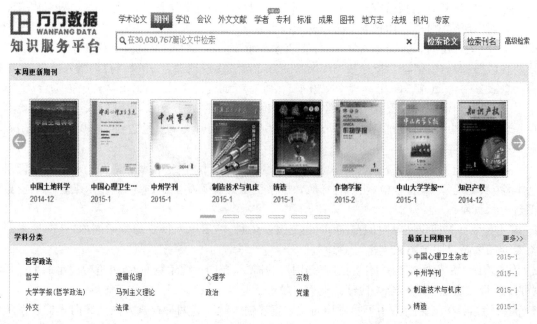

图 3-7　万方数据知识服务平台检索页面

1) 直接检索：对于万方数据中含有的各种类型文献，直接输入检索词即可进行检索。

2) 查新/跨库检索：可提供高级检索和专业检索两种方式。高级检索首先要从主题、题名或关键词、关键词、摘要等11种检索字段中选择三种或三种以上，或三种以下，然后选择"模糊"或"精确"匹配，再分别输入相应的检索词，逻辑检索也可分别选择"与"、"或"及"非"，并确定时间范围，点击"检索"即完成相应的检索。专业检索从"可检索字段"、"推荐检索词"和"检索历史"三个方面得到系统的提示，也可限定文献的时间范围和文献类型。

(3) 检索结果的处理：万方数据知识服务平台检索结果以文献题录列表的格式显示。可选择显示有全文的或全部显示，也可以按照相关度优先、新论文优先、经典论文优先、仅相关度、仅出版时间和被引次数进行排序。检索结果可选择导出、查看全文和下载全文等显示方式。与维普资讯一样，全文的获取也需支付一定的费用，有支付宝、我的钱包及银联卡支付三种付费方法。

二、常用外文医学文献检索数据库

1. PubMed

(1) 简介：PubMed 是美国国立医学图书馆建立的国家生物技术信息中心研制开发的医学文献检索系统，是 NCBI‑Entrez 整个数据库查询系统中的一个。其数据来源为 MEDLINE、Record in process、Record supplied by publisher 及 OLDMEDLINE 等，其中 MEDLINE 是 PubMed 的主要数据库源。图 3‑8 显示 PubMed 首页。

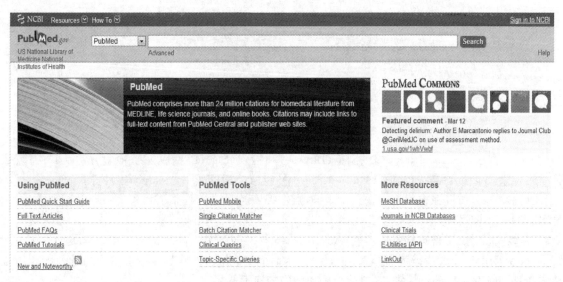

图 3‑8　PubMed 首页

PubMed 收录内容包括基础医学、临床医学、护理学、卫生保健、兽医学、营养卫生等多种学科领域。目前数据库收录了全世界80多个国家，用60多种语种出版的5 200多种生物医学期刊的题录、文摘和部分全文，其中包括我国大陆期刊80多种。数据库中的数据每月更新，每年递增35万余条记录。PubMed包括三种索引《医学索引》、《牙科文献索引》和《国际护理索引》。

(2) 检索方法：PubMed 提供基本检索和高级检索两种检索方法。

1) 基本检索：包括自动词语匹配检索、著者检索、期刊检索、短语精确检索、截词检索和字段限定检索等。应用基本检索方法时，根据检索主题和要求，在 PubMed 检索首页左侧下拉菜单中选择合适的数据库（下拉菜单中包含 PubMed 在内的 NCBI 所有数据库），然后在检索框中输入检索词，如题名、作者、主题词、关键词等，点击"Search"，完成检索。

2) 高级检索：PubMed 的高级检索将检索构建和检索历史整合在同一个页面，方便用户一站式完成检索主题的复杂检索过程。检索时，在左侧下拉菜单中选择检索字段，输入检索词，选择布尔逻辑算符 AND、OR 或 NOT 后，再选择第二检索字段，输入检索词。根据检索主题需要，重复上述步骤，完成检索词的限定选项，点击"Search"，完成检索。

（3）检索结果的处理：PubMed 检索完成后，系统将检索结果以题录的形式显示出来，包括篇名、作者、期刊名、卷期起止页以及 PubMed 中的编号。对检索的结果，除了默认的 Summary 格式外，还可以选择 Summary(text)、Abstract、Abstract(text)、MEDLINE、XML 和 PMID List。每页可选择显示文献 5 条、10 条、20 条、50 条、100 条和 200 条文献。文献还可以按照检索需求一定的方法进行排序。检索出的文献可通过文献序号上方的方框进行选中，选择文件保存、发邮件、剪贴板等不同的输出方式。对找到文献中有全文的文献，PubMed 可提供免费全文链接、全文链接到相应的出版社或相关的全文数据库。

2. ScienceDirect 全文数据库

（1）简介：Elsevier 是一家荷兰的国际化多媒体出版集团，该公司每年出版 2 200 多种学术期刊和 1 900 多种新书，以及一系列的电子产品。1997 年，Elsevier 将其 1995 年以来出版的所有期刊和图书转化为电子版，推出 ScienceDirect 全文数据库。图 3－9 显示 ScienceDirect 首页。其期刊内容涉及医学、生命科学、自然科学和社会科学等。ScienceDirect 收录期刊种类多，学科覆盖广，期刊质量高，大部分期刊被 SCI，SSCI 和 EI 收录。

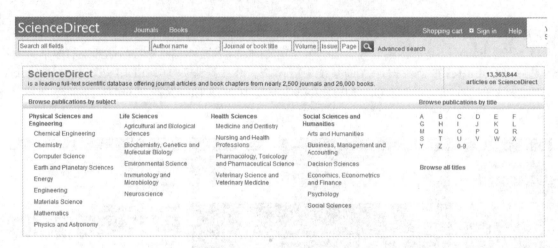

图 3－9　ScienceDirect 首页

（2）检索方法：ScienceDirect 提供浏览（Browse）和检索（Search）两种文献检索方法。其中，检索又包括基本检索（Search）、高级检索（Advanced Search）、专家检索（Expert Search）三种方式。

1）基本检索：可以在检索框中输入检索词，点击搜索符号进行检索。检索词可以包括所有字段、作者姓名、期刊或图书名称等。

2）高级检索：点击首页检索框右侧"Advanced search"即可进入高级检索页面。高级检索可同时将关键词（Keywords）、作者或编者、题名、杂志号、出版时间、搜索文献类型及检索主题的学科七个方面多个检索条件同时设置后进行检索，以便获得更为精确的检索结果。

3）专家检索：也提供检索式或检索框，可直接输入检索式或检索词。与高级检索相同，专家检索也提供检索资源类型、出版时间、主题范围等检索条件的限定，以提高检索的准确性。

3. Wiley Online Library 数据库

（1）简介：John Wiley & Sons 出版公司于 1807 年在美国创建，是有 200 多年历史的专业出版机构。2007 年 Wiley 收购 Blackwell 出版公司，并将其与自己的科学、技术及医学业务（STM）合并组建 Wiley-Blackwell。Wiley-Blackwell 的电子资源通过 Wiley Online Library 平台提供浏览访问及检索服务。图 3－10 显示 Wiley Online library 首页。Wiley Online Library 数据库可访问的期刊有 2 100 余种，涉及生命科学、医学、心理学、物理、化学、教育学等多个学科领域，文献类型有期刊、图书、实验室指南、参考工具书及数据库等。

（2）检索方法：Wiley Online Library 提供了浏览和检索两种功能。其中，检索包括基本检索和高级检索两种方法。

1）基本检索：用户可以将检索词直接输入检索框中，点击"SEARCH"按钮进行检索。

2）高级检索：平台提供多个检索词输入框，根据检索主题，确定相应的检索字段后，输入检索词，可进行字段限定检索。限定的字段可以是所有字段、期刊名、文献题名、作者姓名等十三种字段。同时，还提供出版时间的限定字段。所有设定完成后，点击"SEARCH"按钮进行检索。

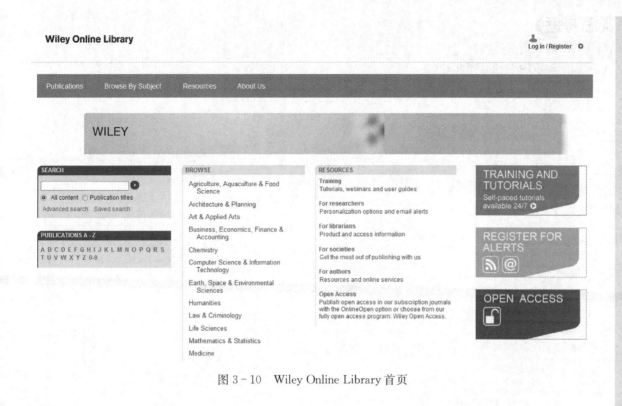

图 3－10　Wiley Online Library 首页

小　结

1. 文献的概念：凡是由人类积累创造的知识，用文字、图形、符号、声频及视频等手段记录下来并用以交流传播的一切物质形态的载体，都称为文献。

2. 文献的级别与类型

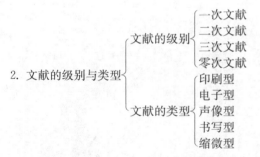

```
                      ┌ 一次文献
              文献的级别┤ 二次文献
                      │ 三次文献
                      └ 零次文献
                      ┌ 印刷型
                      │ 电子型
              文献的类型┤ 声像型
                      │ 书写型
                      └ 缩微型
```

3. 文献检索的概念：是指将文献按照一定的方式组织和存储起来，并根据用户的需要找出相关文献的过程和技术。

4. 文献检索的类型 ┤ 手工检索
　　　　　　　　　　 └ 计算机检索

5. 检索工具的类型 ┤ 单一性检索工具
　　　　　　　　　　 │ 专业性检索工具
　　　　　　　　　　 │ 专题性检索工具
　　　　　　　　　　 └ 综合性检索工具

6. 常用文献检索数据库

```
              ┌ 常用中文医学文献检索数据库 ┤ 中国生物医学文献服务系统
              │                        │ 中国知网
              │                        │ 维普中文科技期刊数据库
              │                        └ 万方数据知识服务平台
              │
              └ 常用外文医学文献检索数据库 ┤ PubMed
                                       │ ScienceDirect 全文数据库
                                       └ Wiley Online Library 数据库
```

【思考题】

(1) 文献的类型有哪些?

(2) 文献检索的途径有哪几种?

(3) 常用的中文文献数据库有哪些?

（郑　英）

第四章 护理研究的选题

第一节 选题的原则

一、研究问题与研究目的的区别

1. 研究问题 研究是应用科学方法探求问题答案的过程，研究问题则是需要通过研究来进行回答的具体问题。护理工作中，会遇到各种各样的问题，归结起来大致有以下几类。

（1）已有公认结论的问题：是可以获得相对稳定的答案，已经形成结论，且这些结论在一定时期里被公认为确定的和有效的。如"护士洗手与预防医院感染发生率之间的关系"，"术前胃肠道准备对胃肠手术的必要性"等。

（2）永恒的问题：在人类漫长的医护发展过程中，被无数次地追问着，但也许不适合做出一个最后的结论的问题，如"生与死的意义问题"、"安乐死的伦理问题"、"脑死亡的判断"等，再如护理教育教学研究中也涉及一些"教育的意义和作用"等问题，需要面对的永恒问题。

（3）新发现的问题：护理工作中总会遇到一些以前未曾做出解释的问题，或者是虽然有过解释但是随着社会进步，又有了新的发现，原来的解释已经不能令人满意。如"静脉输入微粒问题"，"医务人员不同洗手方法和洗手时间对医院感染的控制效果差异"等。

（4）个人兴趣指向的问题。

（5）工作中的问题：如"糖耐量降低人群是否需要进行药物干预？"、"糖耐量降低患者饮食和运动控制方案的效果？"等。

（6）不可研究的问题：如"护理人员是否需要具备道德素养？"、"健康教育最有效的方法是什么？"、"如果全国范围内爆发 SARS，传染病医院应如何布局？"等。

2. 研究目的 护理研究的目的是探索、回答和解决护理领域的问题，指导临床实践。而具体某项课题的研究目的则是回答为什么要做这个研究，是研究的意义与理由。研究问题是回答的"What"过程，而研究目的是回答"Why"的过程，也是预期想要达到的结果。

在护理领域，怎样才能真正形成一个有科学价值的问题？首先，必须对构成护理研究问题的各项事物和现象作透彻的分析；其次，对反映及表达的事物与现象的科学概念和专业术语的意义有明确的认识；再次，将解决问题的方法和前景包含其中，对问题可能解决的途径预先做一番构思与论证。把研究难题纳入专业的、规范的程序进行研究，研究问题被专业程序所规范，而成为课题。

二、选题的基本原则

护理研究的选题并无一成不变的格式和完全统一的方法，每项选题都可能存在不确定性和一定风险性，为最大限度地降低风险，增加探索的成功率，在选题时需遵循一定的原则。

1. 实用性 是指从社会需要、科学技术或护理学科发展本身的需要出发，对护理专业发展有意义。优先选择那些与社会生活密切相关、为千百万人所关心的问题,特别是护理领域里亟待解决的问题。鉴于我国目前的护理科研水平、规模和条件,选题更应着重解决护理领域中涉及预防疾病、促进健康、恢复健康和减轻痛苦的实际问题。

有现实意义的选题大致有两个来源:一是社会发展中急需回答的重大理论和实践问题,如老龄化社会"未富先老"带来的老年人社区养老护理问题、我国计划生育政策调整后的助产需求等;二是在护理工作实践中遇到的理论和现实问题,如癌症患者的心理问题、社区空巢老人的养老护理需求、当前医改背景下的医患关系新模式,或是在工作实践中自己提出和发现的类问题等。

常常可以通过回答下述问题来确定选题的实用性:该问题是否很普遍或具有代表性? 研究结果可以让患者或者健康相关专业获益吗? 研究结果可以增加护理知识的主体吗? 护理人员会使用这个研究结果吗? 研究结果是否具有实用价值? 研究目标是否能围绕"预防疾病、促进健康、恢复健康和减轻痛苦"的护理目标或者对护理实践、护理管理、护理教育等有帮助等,研究成果如果对以上问题的回答都是"是",则该问题具有实用性。

2. 创新性　是指研究问题是要解决前人没有解决或未完全解决的问题,体现科学研究的真正价值。这就要求选题要有独到之处,对所研究问题有新的见解,或是在科学或技术上将创造新的成果。原始创新的核心在于所研究领域中基本概念的建立或突破,新方法的建立或新领域的拓展,包括交叉学科新的生长点等,如 Orem 自理理论的创立、护理学与心理学交叉产生的临床心理护理等。积累性创新主要表现为对现有概念、理论、方法等的补充和改良,如"肾移植受者出院后自我管理教育模式的研究与应用"、"老年痴呆护理模式的研究"等。

如何才能做到创新是护理研究者普遍认为的难题,许多护理研究新手在选题时常常会有"重要的护理研究都已经被完成了"的错觉,觉得科研创新高不可攀。Sharts-Hopko 呼吁"过去的研究没办法回答未来的问题",护理人员应在临床实践中界定要研究的问题及主题。选题常常需要在实用性的基础上,进行大量的文献查阅、检索查新分析有无类似报道,综述该问题目前国内外的研究现状和瓶颈,寻找可以尝试的解决途径、可借鉴的其他交叉领域的方法或技术、国内外已有研究中的有类似提示等。

选题的创新性可以体现在:

(1) 对通说的补充与纠正,即对现有概念、理论、方法等的补充和改良,如"乳腺癌患者不同阶段心理压力及应对方式研究"、"不同病区护士与床位比对护理质量控制的回顾性分析"、"住院孕晚期孕妇焦虑水平及其相关因素研究"、"不同浓度酒精湿化给氧对改善肺水肿所致缺氧的实验研究"等。

(2) 对空白的填补,即研究内容是前人或他人未研究过的,主要体现在基本理论、基本概念上突破,建立新的方法,开创新的研究领域,如"复合营养人工膜的研制及临床应用"、"中药空气消毒液消毒作用的临床观察"、"负压罐转盘式人工流产机的研制与应用"等。

(3) 国外已有报道,尚需结合我国实情进行创新性研究、验证,从而引进新的医学科学原理或技术,填补此领域国内空白。如"急性心肌梗死康复护理方案的研究"、"护士岗位精细化管理模式的建立与实践"、"居家脑卒中患者的康复训练项目"、"护理干预对功能性便秘患者生物反馈疗效影响的系列研究"等。

(4) 其他:如"地震后成批伤员的护理"、"急救护理学课程建设系列"等。

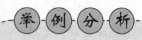

《眼部护理循证标准在重症监护患者中的应用》*

眼部并发症在重症监护患者中的发生率达 37.5%～70.0%【普遍性】,正确的眼部护理可以降低其发生率【实用及推广价值】。循证护理强调以临床实践中特定具体化的问题为出发点,通过系统的文献检索来收集实证资料,寻找最佳的护理行为,再用评判性的眼光来评价它能否取得最佳成效或者是否需要进一步开展研究,研究者学习最新的澳大利亚乔安娜-布里格斯研究中心(JBI)眼部护理循证实践方案和眼部护理质量审查标准【可以尝试用于解决该问题的途径】。研究目的:探索降低眼部并发症的护理循证实践方案【护理技术方案创新】。研究结果:实施眼部护理循证实践方案后,在 JBI 标准眼部护理质量审查 7 条标准中 4 条标准的完成率得到极大提高,干预后重症监护患者结膜充血、结膜暴露和角膜暴露的发生率均较基线阶段明显降低(P<0.05),研究结果进一步验证具有科学性。

* 引自:郑文燕,程立宏,胡雁等. 眼部护理循证标准在重症监护患者中的应用. 中华护理杂志,
　　2012,10:903-905.

3. 可行性 指选题要有一定的工作基础和研究条件,也包括研究者的研究能力。工作基础包括已经取得的研究结果或预试验结果等;研究条件包括临床研究的伦理审查报告、标本或数据的采集、实验室、相关仪器设备、试剂等;研究能力是研究者过去参与研究工作及发表论文的情况等。

任何研究设计都必须考虑可行性,如研究要花费多长时间? 研究工具适当吗? 可以找到足够的研究样本吗? 要花多少成本? 等。一般从以下几方面衡量选题的可行性。

(1) 伦理审查:涉及人的研究,必须严格保证尊重人权,严格审查该研究是符合有益无害、知情同意、保护个人隐私等伦理原则。研究过程应做到知情同意,使研究对象知晓研究内容和意义,尽量使研究对象以最少的时间和较舒适的状态参与研究。

(2) 研究时间及进度安排:合适的研究时间及进度安排是开展研究的基础和保障,如选题涉及慢性阻塞性肺病的患者症状时,适宜选择在冬季进行资料收集。

(3) 样本获取:判断研究对象的选择是否方便,并能确保在一定研究时间内获得足够的研究样本,尤其是涉及少见病、罕见病的护理研究选题。

(4) 需要的合作或协助者:一项成功的护理研究往往是团队协助的成果,能找到合适的合作和协助者也是选题需要考量的主要因素。同时,根据研究的伦理原则,研究人员的经历和专业水平应适合于进行该项研究,研究过程应确保合作者或协助者熟悉研究的内容和意义,以配合研究的进行。

(5) 预实验结果:预实验是在正式实验之前,用少量标本、少量样本或志愿者进行实验,以便摸索出最佳的实验材料或实验条件,控制无关变量,也可以检验选题的科学性和可行性,以免由于设计不周、盲目开展实验而造成人力、物力和财力的浪费,为正式实验打下基础。

(6) 设备和条件:如研究场所、仪器设备、耗材、交通、计算机设备等是否具备,尤其是需要进行实验室检查的选题。

(7) 经费预算等:尽管每项研究所需的经费数量不一,但某些开支是必需的,必须保证一定的研究经费,包括直接费用和间接费用,如药品试剂费、检验费、材料费、护理费、研究对象的交通劳务费、研究人员劳务费等。

简而言之,确定护理科研选题的可行性可包括四点:① 实际存在的问题;② 未知的问题;③ 可以通过医学科学(包括护理方法等)解决的问题;④ 具备研究的条件。

4. 科学性 是指选题要"有理、有据",符合自然科学、社会科学理论或原理,具有充分的医学、护理学等实践依据。需要充分了解拟选课题的国内外研究现状和发展趋势,对于没有科学依据,违反科学常理或者根本不切实际的"课题"要坚决抵制,避免选题误入歧途或低水平重复。

选题的科学性主要体现:① 选题必须有一定的事实根据和科学的理论依据;② 选题要符合客观规律;③ 科研设计必须符合逻辑,要周密、严谨、科学合理,对整个课题的研究方法、实验方法、研究工作的进度和人力安排等都能做到科学的安排。如"ICU 住院患者医院感染监测及经济学损失评价研究"、"重症 SARS 患者的护理研究"、"全麻开胸术后的痰液性质变化及不同雾化吸入方法的排痰效果研究"、"住院患者对护士人性关怀照护的需求和对策研究"等课题既具有较好的临床实用意义,其成果也可以在一定程度上满足人类健康需要、验证科学原理、丰富护理专业知识,而具有科学性。

第二节 研究问题的来源

任何研究都是从问题的发现开始,"良好的开始是成功的一半",在护理实践中提出一个好的值得研究的问题是开展护理研究的第一步。护理研究问题的来源有许多,其中最重要的有 4 个,即个人经验、文献检索和学术交流、现存理论及既往研究。

一、护理日常工作和个人经验

科研课题应来源于护理实践,来源于研究工作中尚未解决的问题或产生的矛盾,临床上经常进行的病例讨论、查房、会议、交接班等,都是选题的大好时机。

护理人员的个人工作经验也是研究问题非常重要的来源。从自身体验,尤其是有深刻体验的临床情境中去发现问题,思考问题的成因、影响因素、解决方法,比较不同患者、不同方法、不同背景下的护理结局。如为什么一些通用指南不能适应某种特殊患者? 哪些方法可能对该特殊患者有效? 国内外有无类似问题的报道? 如果有,采取了哪些解决的方法? 效果如何? 如果没有,是否可以在科学原理指导下尝试新的解决方法等等。再如为什么一些措施只对特定患者有效,而对其他患者无效? 特定患者具有的哪些特征与之相关? 是否该措施对具有这些特征的患者一定有效? 等。

在护理实践中不断提出疑问,不断丰富相关知识,了解相关进展,从经验及观察中,探索研究主题。日常的护理实践是护理研究的主题的主要来源,如"新型医用扩肛器的研制与临床扩肛治疗的应用效率"、"直肠癌 TME 保肛术的围手术期专业化护理研究"、"改变低出生体重儿十二指肠插管方法及检测技术的应用"、"血糖标本的采集时间与测试结果之间的关系"、"化疗所致静脉炎的护理干预"、"慢性疼痛患者的非药物性干预效果"、"早产儿便秘的护理干预"、"危重症患者家属的心理状态分析"等均为来源临床护理一线的较好的选题。其他如"社区护理领域的居家脑卒中患者的康复训练"、"社区高龄独居老人意外伤害健康教育干预模式及服务人员急救培训方案研究"、"社区抑郁老人的护理干预"等等是目前社区护理亟待解决的问题。"护理人员按职称上岗实施以患者为中心的整体护理模式的研究"、"上海市护理人力资源配置与人才需求研究"、"急诊护理程序规范化管理研究"等护理管理领域中焦点问题。"《健康评估》网络课程教学平台的构建与实施"、"建立护士终生教育体系的研究与实践"、"提高高等护理专业自学考试成效的系列研究"等护理教育与继续教育相关主题。

二、文献检索和学术交流

1. 文献检索　　文献是前人对其研究和工作的总结和经验,蕴藏了大量的科研信息和选题来源,文献检索是科学研究不可缺少的手段。临床工作者和科研人员定期、尽可能多地检索同行业或相关领域文献,通过网络、报纸、教科书、期刊论文、专著等,跟踪国内外研究进展,了解已经取得的技术成果、研究方法与技术路线以及存在问题与发展方向。

文献检索贯穿于护理研究的整个过程:选题前有助于掌握学科发展动态,了解选题或主方向相关的国内外进展,拓展思维,丰富选题灵感;选题中,不断进行文献检索,有助于验证选题的创新性,避免低水平重复,也可通过对文献的检索和资料的收集,了解到相关研究基础及研究方法,对研究主题提供可借鉴的理论、方法和技术,确保选题及研究的科学性。如:恶心和呕吐是化疗常见的不良反应,已有的干预措施能一定程度减少这些不良反应,但是因多种因素恶心和呕吐依然是化疗的常见不良反应,且对患者的生存质量产生明显影响,患者希望问题得到解决,护理工作需要通过研究寻找更有效的干预措施来减少化疗所致的恶心和呕吐。通过文献检索,可以发现多种方式能有效缓解这一不良反应,其中通过"患者自控式止吐给药方式"比传统的医护人员控制式止吐给药方式对缓解恶心、呕吐,减少用药剂量等更有效,那么"患者自控式止吐给药方式"对所有年龄、不同性别、所有种类癌症患者、所有具有恶心和呕吐不良反应的化疗药物都有效吗? 还有没有更有效的方法? 这些问题就需要进一步进行研究探索。

2. 学术交流　　各类学术会议、学术争论、同行间的相互交流、期刊或书籍等也是获取选题信息的重要来源。学术会议是以促进科学发展、学术交流、课题研究等学术性话题为主题的会议,一般具有国际性、权威性、高知识性、高互动性等特点,参会者一般为科学家、学者、教师等具有高学历的研究人员,交流的往往是学科前沿和研究热点。期刊或书籍中的护理研究热点,护理学术会议或研讨会中的热点和难点,与会代表指出的护理研究特殊范围的研究需求,有关护理研究的新的研究热点和难点,都是护理科研选题的重要来源,如:2008 年后地震后的心理护理、灾害护理等;老龄化后的老年护理相关问题等。另一个重要资源为专业指导委员会或者学会确定的研究主题热点顺序,如肿瘤护理研究主题顺序 1995 年为:疼痛、预防措施、生活质量、降低危险/筛查以及伦理主题;WHO 患者安全联盟 2005~2006 年主题"清洁卫生最安全";2012 年国际癌症护理研究热点:从心理学角度的肿瘤治疗及并发症护理、预防措施及降低危险/筛查、肿瘤专科护士作用、症状管理、社会支持对生活质量等;2014 年世界抗癌联盟主题"消除癌症误区"等。

三、现 存 理 论

理论是在联系实际中推演出来的概念或原理,或是经过对事物的长期观察与总结,对某一事物演变过程中的关键因素的提取而形成的一套简化的描述事物演变过程的模型。该模型在全世界范围内,或至少在一个国家范围内具有普遍适用性,即对人们的行为(生产、生活、思想等)具有指导作用。如一般系统理论、压力与适应理论、人的基本需要层次理论、健康信念模式等。

护理实践中检验现存理论也是一种非常重要的研究形式,是理论发展及应用的一个重要过程。在对现存理论、甚至尚有争论的学说进行检验或推论性研究的过程中,通过不断检验整个理论,可以运用其中的一部分或以理论为主体检验在护理实践中的应用。如 Rogers 理论主张在学习过程中,如果学生能将学习视作责任,学习就将变容易,学生应该向老师承诺,在求知过程中,做他该做的事。针对这个主张,可以提出"老师与学生之间的相互认同将影响学习效果"等假设或研究主题来检验这个主张。

护理工作中,涉及许多护理理论及相关理论,这些理论是否适合当下的临床护理或者护理教育等工作?适用于其他领域的理论是否也适用于护理?如学习理论可以预测健康个体的行为,是否同样可以用于预测患者的行为?是否同样可以预测护生的行为?

另外,学科交叉的边缘区和空白区也是选题的重要来源,其中的相关理论是否能在护理实践中推广应用也可以成为较好的护理科研选题。如复旦大学吕军主持"基于社区的产后抑郁症预防干预研究"(国家自然科学基金 No.30872128),是社区护理学与心理学学科交叉项目。该研究的研究背景为:产后抑郁具有很大的危害性,已成为影响母婴健康的公共卫生问题,关注妇女孕产期的心理保健,通过积极的预防干预手段来降低产后抑郁的发病率是非常必要与迫切的。研究突出社区卫生服务特点,首次研制了贯穿孕产妇"孕前-产前-产时-产后"全流程的、关注"生理-心理-社会"综合的产后抑郁症社区预防适宜技术,构建了集成人员培训、心理评估、孕产期集体课程、家庭课程于一体的产后抑郁症社区预防集体心理干预模式,形成了《孕产期心理健康教育手册》、《孕期集体心理干预》教材、《产后集体心理干预》教材。以"集体心理干预模式"为平台,整合课题组研制出的《孕期心理相关危险因素筛查表》、《产后心理相关危险因素筛查表》、《孕期心理状态自我评估表》三张核心技术筛查评估表,根据干预地区的实际情况,形成了一套可实际操作的产后抑郁症社区预防干预方案,解决了目前产后抑郁在社区筛查方面的技术瓶颈,筛查评估表研制过程严谨规范,考评结果较为理想。干预方案自实施以来得到了干预试点地区的认可,并取得了成效,通过对干预方案的试点,验证与完善筛查技术及模式,最终形成了具有一定推广价值的、符合我国国情的产后抑郁社区筛查技术及模式。

四、既 往 研 究

护理研究不仅可以探讨新的研究问题,也可以从过去的或其他研究者研究问题中导出不少值得研究的新问题。另一方面,过去研究中的研究疑点或反常现象也是较好的新问题研究策略。

通过前人过去完成的研究,可以发现还余留什么问题有待于后续研究。一般包括以下途径。

(1)现存的研究报告中,一般会在讨论部分提出做进一步研究的建议,这些建议便可成为发现新问题的良好来源。

(2)部分医学研究,包括护理研究具有长期性连续性的特点,在某一阶段只能完成研究的一部分工作,解决一部分问题,研究需要继续不断深入。

(3)有些护理研究具有多元性的特点,在一项研究中仅能研究某几个变量或因素,故通过阅读过去的研究论文中所研究的变量或因素,可以启发研究者对其他变量或因素的研究;同时还由于护理研究现象的多元性,有些研究对某些变量或因素未加以控制,或没有发现,因而造成许多研究的结果相互矛盾。为了消除这些矛盾冲突,可以在原有研究设计的基础上,改变设计,增加新变量或控制其他变量,来观察研究结果是否仍然不同。

(4)一些研究的重要发现与过去的研究或理论有冲突,值得重复实验研究。在做重复研究之前,需考虑"重复研究该问题是否具有重要的意义?"、"是否能澄清研究的疑问?"、"原来研究的正确性或效度是否有足够的理由怀疑?"

从过去的研究中,护理研究者可以得到许多启发,发现新的有价值的研究问题。要从过去的研究中发现问题尤为重要的一步是查阅有关的文献。

五、其　　他

　　从规划、计划、招标指南中选题是护理科研选题,尤其是重点课题的来源,如国家自然科学基金结题项目"大城市新建社区养老设施体系建设标准研究"、"城市邻里空间特征对儿童感知与户外体力活动的作用机制"、"宁夏地区老年常见慢性病社区护理干预模式的研究"、"患者参与患者安全的机制和模式研究"、"老年人及脊椎损伤患者压疮易患组织的血氧参量检测及其小波分析"、"癌症患者临终关怀准入系统与服务模式的构建研究"、"冠心病患者冠状动脉旁路移植手术术前焦虑的研究"、"雾化治疗呼吸道疾病中飞沫的产生和运动机理研究"等涉及社会、民生、健康等需求的可以选题。如宁夏医科大学张琳教授主持的国家自然科学基金(No. 30860298)"宁夏地区老年常见慢性病社区护理干预模式的研究":调查了宁夏地区老年人群的社区护理现状及需求,生活质量、生活自理能力和社会支持状况,常见慢性病(糖尿病、高血压、高血脂)的流行情况及相关危险因素等;并针对这三种常见慢性病开展了为期一年的社区护理干预及其效果评价。此外还开展了针对糖尿病的 PCPA 饮食干预模式研究和针对高血压的护士引导的健步走干预研究,取得了较好的效果,为老年慢性病的防治提供科学依据。中国人民解放军第二军医大学赵继军主持"癌症患者临终关怀准入系统与服务模式的构建研究"(No. 70973136):随着人类文明的发展,社会老龄化问题的突出,癌症发病率和死亡率的增加,临终关怀的需求日趋迫切,但我国明显存在临终关怀不足与过度医疗并存的问题,主要原因在于没有相关的政策法规。临终关怀的准入系统和服务模式是政策制定的关键技术和核心问题,因此本研究以晚期癌症患者为研究对象,进行我国临终关怀政策制定前期的基础研究,主要包括以下两点,① 采用比较研究、前瞻性调查研究和焦点小组座谈法,构建临终关怀的准入系统,包括临终关怀准入的对象与方法、负责人员、准入程序的运作方式,以及晚期癌症患者生存期的评价工具;② 采用质性访谈法和专家咨询法,构建适合我国国情的临终关怀服务模式,包括服务内容和服务人员的职责;最终形成我国临终关怀政策基础性研究报告,以促进临终关怀规范化发展,落实降低卫生成本和保障基本卫生服务的方针,增加临终关怀政策制定的系统性和科学性。

　　根据目前国家相关政策,如与艾滋病防治相关的"农村 HIV 感染者/AIDS 患者社区综合关怀支持模式研究"、"贫困地区农村艾滋病综合预防管理及健康教育网络模式的研究"、"以中学生为核心贫困农村艾滋病、结核病及 HIV/TB 双重感染联合预防健康教育模式研究"等。其中,西安交通大学李小妹教授主持"贫困地区农村艾滋病综合预防管理及健康教育网络模式的研究"(No. 70673078):贫困地区农村是我国艾滋病预防的重点,根据艾滋病的流行病学特点,结合我国特定的社会经济及卫生资源状况,随机选择了陕西省的一个贫困县,以格林及克鲁特的健康教育过程模式为理论依据,采用定性与定量、调查与实验相结合的研究方法,建立了针对贫困地区农村人群,以社区参与为途径,以家庭为核心,以妇女青少年为重点,以县、乡、村、家庭四级网络体系为纵向结构,以艾滋病综合预防及健康教育为横向结构,辐射每一位村民的网络模式。并通过随机分组对照社区干预试验设计,对所建立模式的有效性及经济性进行了评价。项目共涉及 17 个村,1 270 户,9 672 名村民。结果显示本模式对村民的艾滋病知识、态度及行为有很好的促进作用,对贫困地区预防艾滋病具有良好的推广作用。通过本项目的实施,共发表文章 16篇;培养博士生 2 名,硕士生 4 名;组织国际会议 1 次,到会国内外专家 240 名,在国内 3 个省市组织培训会 5 次,培训人员 700 余名。本项目的开展不但为我国在贫困地区实施艾滋病综合预防提供理论及实践依据,为政府制定相关的卫生政策提供参考;而且为西北地区艾滋病的宣传教育培养了良好的师资,形成了艾滋病宣教的网络体系。

　　从资源优势、地区优势中提炼课题也是选题的来源之一,如中医、中药的资源优势相关的"中药空气消毒液消毒作用的临床观察"、"电子耳穴扩宫仪在人流术中的作用"、"复方葛根粉治疗大块软组织缺损及骨外露"、"白花丹及其制剂治疗皮肤疾患的临床及实验研究",如地区优势相关的国家社科基金项目"少数民族地区留守老年人社区护理服务研究——以湘鄂渝黔边区为例"等等。

第三节　选题的基本步骤

　　护理科研选题本身也是一项科学研究工作,与研究者的成长有重大关系,能否选好课题,不仅反映一个研究者的工作态度和方法,也反映出研究者的科研水平能力。选题的方向影响研究工作的全局,选题不当会造成科研工作走弯路甚至失败。在整个科学研究过程中,从事科研选题工作要占 20%,甚至更多时间和精力,一般包括以下几个基本步骤。

一、确定研究方向和研究范围

为了能使护理研究不断深入,研究者最好能在一个比较稳定的、熟悉的、有一定客观条件的方向上持续进行研究。护理科研涉及临床护理、护理教育、社区护理、心理护理、护理管理等很多个研究方向,进一步细化或交叉后,又涉及如老年护理、肿瘤护理、成人护理、围产期护理、学习障碍护理、精神护理、儿童护理等多个领域,也可以与包括现代电子技术、信息技术、网络技术等新技术相结合,把这些技术应用到护理实践,对护理仪器、设备及工具进行改革和创新,以改善护士工作强度、提高护理质量。护理研究者可结合日常工作实践中经常遇到的一些问题,因这些问题与自身的工作结合比较紧密,容易产生兴趣,比较容易确定一个相对稳定的研究方向。

选题的第一步就是要确定研究范围。研究范围通常也是由研究者根据自己的兴趣来确定,需要注意的是研究范围并不是越大越好,小范围的问题往往可以进行更为深入透彻的研究。对于初次步入研究领域者,一个课题一般只解决 1~2 个问题,选题的大小、难易、新老、冷热要适中,避免走极端。确定研究范围时应注意以下几点。

1. 避免贪大求全　选题过大、研究内容过多则不易深入研究。如"外科患者心理问题研究"研究问题过于宽泛,外科包括胃肠外科、肝胆外科、骨科、血管外科、泌尿外科、颅脑外科、整形外科等,心理问题研究涉及面过广,可包括心理问题的发生原因、诱因、评估、诊断、预防、干预及干预效果等多个范围,具体心理问题可包括焦虑、抑郁、恐惧、压力与应对方式、疾病不确定感、情感障碍、自尊等一系列问题,纵向或横向维度又可包括不同心理问题的发生、发展及转归等,研究内容太多,较难完成,尤其是初学者更难完成。往往可以把研究范围缩小为"肝癌患者的抑郁与应对方式研究"、"头颈部肿瘤放疗患者抑郁症状纵向调查分析"、"重症胰腺炎患者术后生存质量调查"、"癌症晚期患者生死观的质性研究"等在研究对象、研究内容和研究变量等方面都比较具体和明确的研究范围。再如"贫困地区农村艾滋病综合预防管理及健康教育网络模式的研究"、"运用长期护理保险解决我国人口老龄化医疗卫生服务和长期照料问题的研究"、"从家庭到社会:人口老龄化下的中国长期护理保险制度构建研究"、"新时期我国护理事业发展中的伦理难题及理论重构研究"等国家自然科学或社会科学基金项目,常常需要有足够的前期积累和充分的可行性和前瞻性,并不适合初学者。

2. 避免分散　首先,选择新的课题,但是不完全排除相对旧的课题,老题可以新作,新题则深作。其次,选择难易适中的选题,太难,研究者自己不具备研究范围所需要的知识结构,不了解这个问题,或只知道一些皮毛,可以获得的有关这个问题的资料太少,且在短时间内也无法弥补,这样的研究范围不适宜选择。而过分简单的研究问题,不需要花什么功夫就能完成,一般实用价值不会太高。再次,对于热门范围和冷门范围,需量力而行。热门课题,研究者众多,不容易有新的突破;冷门课题,资料少,难度大,但有时冷门课题可以对学科建设提供新内容,往往会取得意想不到的效果。最后,缩小范围:一般情况下,最初确立的研究问题往往较大需要进一步缩小范围,使题目研究更具可行性。如,研究"老年患者压疮",这个范围看似不大,但涉及内容包括压疮的原因、压疮风险评估、评估工具使用、临床表现、临床分期、预防措施及效果、老年患者伴随的心身问题、治疗措施及效果评价等等,研究范围很难集中,可将范围缩小为在研究对象、研究范围、研究变量等方面都比较具体和明确的研究问题,使研究更具有可行性和实用性,如"3 种评估表对住院老年人压疮预测能力的比较研究"、"ICU 老年患者中压疮发生情况的调查研究"、"Braden 量表联合近红外光谱仪对老年患者压疮发生的预测作用"等等。

3. 符合伦理和法律要求　研究必须优先充分考虑受试者的利益,前瞻性临床研究一定要经过伦理委员会的审核批准和患者知情同意。同时应当考虑国家关于涉及人类受试者研究的伦理、法律与管理规范和标准,也应考虑相应的国际规范和标准。

4. 选题也不宜过小　一些显而易见、常识性问题,尤其是教科书或者循证已有定论的问题,如"如何预防药液在稀释过程中丢失",道理非常浅显,则没有必要作为一个研究问题进行研究。

在此基础上,围绕确定的研究方向和研究范围提出问题,问题提得越多,找到合适的选题的可能性就越大。

二、查阅文献资料、进行系统分析

确定的研究方向和研究范围仅仅是护理科研的萌芽,在此基础上需进一步深入探索和完善,一般要靠查阅国内外相关文献来了解课题的研究进展。对课题的性质、目的、范围、价值及方法等都能有相对明确的认识。

1. 查阅文献 在选题伊始,首先要了解现有的相关研究工作进展,查明有关专著和论文,并尽可能追溯其发展的历史,把握已有的科研成果及动态,在新的起点上选择研究课题。通过查阅资料,现场调查和专家咨询等方法进行深入细致的调查研究,了解有关的科研课题发展、研究水平与今后发展趋势、摸清进行研究的主客观条件。

2. 进行系统分析 这一阶段是选题成功与否的关键,需要对提出的问题进行深入选题的分析。值得注意的是,过程中要保持清醒的批评的头脑,不能过分依赖和盲目相信文献资料,避免墨守成规。充分调研与考察课题的历史、现状及发展趋势,掌握前人对有关课题已做了哪些工作,还存在什么问题,问题的关键在哪里,已有什么结论,有什么经验和教训,必要时对文献资料进行数据分析研究,如 Meta 分析等,以便在新的起点上选择课题。

需要注意的是,选题过程有时为使研究的问题更加清晰、系统、符合选题基本原则,其中的提出问题、文献检索、设计研究方案这些步骤有时是相互交叉、循环往复的,图 4-1 显示了申报课题的基本程序。

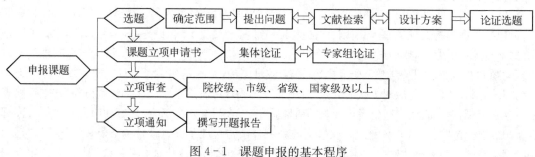

图 4-1 课题申报的基本程序

三、描述研究问题

清晰地描述研究范围及书写简洁的研究问题是研究过程的第一步,也是研究者最困难的工作之一,尤其是初学者,要花许多时间去写研究计划及描述研究问题,且一改再改。一个清晰的问题描述,即选题的名称或题目,可以正确引导整个研究的方向,也可以帮助使用研究结果的人,如果没有清晰的研究问题描述,很难去评价这篇研究,以及将结果运用于临床。

题目是以最恰当、最简明的词语反映最重要的特定内容的逻辑组合,选题的"点睛(精)"之笔就在提炼题目。把科研选题的最重要的特定内容凝结为题目中最具个性化的专指性词语。"点睛"的过程,就是进一步深化、提炼、完善选题的过程,需用心琢磨、切磋斟酌、精益求精。

课程的名称必须明确表述所研究的问题。包括:研究对象、研究内容和研究的方法三个要素。如:"A Longitudinal Study [研究方法] of Depressive Symptoms [研究内容] in Patients With Head and Neck Cancer Undergoing Radiotherapy [研究对象]"、"PDCA 循环结合全程健康教育[研究内容]对糖尿病合并非酒精脂肪肝患者[研究对象]随访的效果观察[研究方法]"、"不同气道湿化方法[研究内容]应用于气管切开患者[研究对象]的效果比较[研究方法]"、"肝硬化患者[研究对象]自我管理行为量表[研究内容]的研制[研究方法]"等。

一个好的选题名称要简明具体,准确反映研究范围、内容和实质,要符合规范、准确、简洁、醒目的要求。

1. 规范 就是所用的词语、句型规范、科学,不用似是而非的词,不用口号方式、结论式的句型。课题是研究需要解决的问题,这个问题正在探讨,正准备进行研究,不能有结论性的口气。

2. 准确 就是选题的名称要把课题研究的问题是什么,研究的对象是什么交待清楚。课题名称要与研究内容一致,用一个适当的切入口,把研究对象、问题概括出来。要求题目能准确地表达论文特定的主题内容,实事求是地概括作者研究工作所达到的深度和广度,做到题文相符,防止题大文小或用过时词语,如"肺癌护理",肺癌治疗可用多种手段,如果论文是关于肺癌化疗期间预防化疗药物反应的护理,此命题范围过大,不够具体和准确,如乙肝表面抗原在国际文献检索中已普遍用 HBsAg 表示,再用"澳抗"就不够适宜。

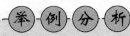

冠心病患者冠状动脉旁路移植手术术前焦虑的研究

　　冠状动脉旁路移植手术(CABG)是治疗冠心病最有效的手段之一,随着 CABG 治疗在患者群中的迅速推广,患者个体的社会心理因素所造成的围术期安全问题越来越受到麻醉科和心外科医师的关注【实用性】。研究旨在客观评估冠状动脉旁路移植术患者术前焦虑的临床行为表现、发展规律和特点;确立和发展适用于临床冠心病患者焦虑研究和评估的技术手段;探查影响患者术前焦虑的各种因素【科学性】。研究选取北京安贞医院心外科住院部择期心脏搭桥手术患者为研究对象。开发《心脏手术患者术前焦虑问卷》,并进行信效度检测,研究数据表明该问卷具有良好的信度和效度,适用于心脏手术患者术前焦虑状况的评估【创新性和可行性】。研究探索了冠心病患者围术期应激反应研究的综合方案和数据采集流程。建立了生理物理学指标的采样方案和流程;建立了生化指标的采样方案和流程;并确定了患者围术期认知评定的技术和方法。以上研究结果和工作为后续的科学研究奠定了扎实深入的基础【拟提出新问题】。

* 引自:杨小东主持,国家自然科学基金项目(No.30600185).

　　3. 简洁　　是指名称不能太长,能不要的字尽量不要,一般不超过 20 个字。题目切忌冗长繁杂,用词要斟字酌句,尽量省去一些非特定词,如"的观察"、"的研究"等,不需写成主谓宾齐全的完整句型。但也不应过于笼统,过于简短,如"中医护理",题目虽短,却不能反映文章主题。题目尽量不要有标点符号,尽量用阿拉伯数字表示数字。但形容词或专业名词的数字不能改用阿拉伯数字,如"十二指肠"的"十二"。

　　4. 醒目　　就是课题研究的切入口适宜、新颖,能使人一看就对课题留下深刻的印象。要求题目要有一定特色和新意,不落俗套,避免与已有文献的题目雷同。如"慢性心力衰竭患者从医院到社区无缝隙护理管理模式的应用"、"永久性结肠造口患者社会关系质量与希望水平的相关性研究"、"移动信息技术在骨科延续护理中的应用研究"等等。

　　课题的描述十分关键,如果表述不准确,就直接影响了研究的进行。要注意以下几点。

　　(1)科研课题可以用陈述句或疑问句表述,不宜用肯定、结论式语句表述。

　　(2)课题描述与论文题目有相似的地方,但也区别于论文题目的表述。课题是问题,要体现研究问题,而论文题目是研究成果的表述形式,是已经取得的研究结论。如"提高高危住院患者预防跌倒依从性的实践及效果"可以是论文的题目,而不适合作为课题的题目。

　　(3)科研课题的名称应包含有确定含义的具体问题,不能太大、太笼统,否则研究就无法下手。

　　(4)科研课题的表述要完整:一般包括三个部分,即研究问题、研究对象和研究方法。

　　(5)科研课题表述时要用语严谨:用学术性的语句,不应用"大白话",不应用比喻句。

四、论证并确定课题

　　课题论证是指对课题进行全面的评审,评审其是否符合选题的基本原则,并分别对课题研究的创造性和可行性进行论证,以确保课题研究的正确性。经过前期调研,并经过分析、筛选,提出的选题,需要进一步进行论证,这是选题最重要的程序,是基于选题的基本原则进一步验证选题是否具有创新性、实用性、科学性和可行性的过程。具体内容参见本章"第一节选题的基本原则"。

　　护理科研课题基本确定之后,最好请一些专家学者,相关学科领域或者交叉学科领域的有科研经验的其他研究者,从不同角度对课题的价值和可行性进行论证。评审内容包括:课题的研究目的和预期成果,是否符合临床实践和护理学科发展需求,对国内外现状和发展趋势分析是否正确,开题的论据是否成分,课题的科学意义和经济价值如何,课题的最后成果是否会给社会造成不良后果,课题负责人和成员能否胜任课题的研究任务等。通过课题论证之后,就可以进行下一步的研究工作。有时经过对题目的反复推敲,如果认为不够完善,还可能需要重新命题。

小　结

1. 选题的基本原则 { 科学性 / 实用性 / 创新性 / 可行性

2. 护理科研选题的来源 { 护理日常工作和个人经验 / 文献和学术交流 / 现存理论 / 过去的研究

3. 选题的基本步骤 { 确定研究方向和研究范围 / 查阅文献资料、进行系统分析 / 描述研究问题 / 论证并确定课题

【思考题】
(1) 把握护理科研选题科学性的注意事项有哪些?
(2) 把握护理科研选题创新性的注意事项有哪些?
(3) 把握护理科研选题实用性的注意事项有哪些?
(4) 把握护理科研选题可行性的注意事项有哪些?
(5) 护理科研选题的基本步骤有哪些?

(廖月霞)

第五章　护理研究的设计

第一节　护理研究设计概述

一、研究设计的概念

研究设计是指研究人员通过选择合理的设计方案，使抽象的研究目的具体化，从而形成具体的研究方案，指导整个研究工作科学、有序地进行，最终完成研究目的。研究设计是科研工作的重要环节，集中体现了研究人员的设想和构思，严谨科学的研究设计是保证研究成功的关键。护理研究设计是针对护理科研课题而制定的总体计划、研究方法、技术思路与实施方案。

二、护理研究设计的分类

1. 根据研究设计方法的不同分类

（1）实验性研究：指研究者根据研究目的人为地对受试对象（人和动物）设置干预措施，按重复、对照、随机化原则控制非干预措施的影响，总结干预因素的效果。任何实验性研究的设计必须具备以下三项内容：

1）干预（操纵）：研究者对研究对象有人为的施加因素，即研究者有目的地对研究对象施加某些护理措施。例如"心理护理对胃癌患者术后康复的影响"中"心理护理"即干预措施。干预是实验性研究和非实验性研究的根本区别。

2）设对照组（控制）：目的是排除干预因素、控制外变量（非干预因素）的影响。

3）随机化：目的是使试验组和对照组能在均衡条件下进行比较，使样本更具代表性。

（2）类实验性研究：研究方法与实验性研究基本相似，不同之处是设计内容缺少按随机原则分组或没有按随机原则取样，但设计中有对研究对象的护理干预（操纵）。类实验性研究可行性较高，比实验性研究更为实用，但研究结果往往不如实验性研究结果可靠。

（3）非实验性研究：指研究设计对研究对象不施加任何护理干预和处理方法。这类研究常在完全自然状态下进行，可操作性强，如质性研究，适用于对所研究问题了解不多或该研究问题情况较复杂时。非实验性研究的结果作为进一步实验性研究的基础，实验性研究的结果又进一步验证非实验研究的意义，这种综合不同研究方法开展的研究在一段时间以来的护理研究中较为常见。非实验性研究没有人为因素的施加，也不控制其他变量的影响，可以用于解释现象，而无法解释因果关系。非实验性研究包括相关性研究、描述性研究和分析性研究。

2. 根据研究目的进行临床研究方法分类

（1）回顾性研究：是从以往临床护理工作积累的病例资料中，选择某一时期同类临床资料进行整理、分析，以从中总结经验、找出规律、指导实践的研究。这种研究不需要预先进行设计和随机分组，资料都是从随访调查或查阅病历中得到。其研究结果可总结经验、寻找规律、指导实践，并为进一步深入研究提供线索。优点是省时、省钱、省力，容易被医护人员采用，也是进行深入研究的基础。缺点是偏差大，常因记录不全而不够准确，使误差增大，并且主观因素多。因此只能用作试探性研究，其结果不能得到科学的结论。

（2）前瞻性研究：又称预期性研究，是把研究对象选定，研究方式预定好，在这些条件下，进行研究追踪，最后在原订计划的时间内做出评估，把符合原来设计方法的所有患者都要列入统计（不是只选有效的来统计），呈现出全部结果的研究。多采用随机对照方法进行研究，如比较性研究中的定群研究属于前瞻性研究。其特点是有明确的研究目的，周密的研究计划，合理的观察指标，并严格按设计要求详细记录临床资料，通过对这些资料的整理、归纳、统计、分析得出某一结论。前瞻性临床研究的质量主要取决于事先的选题和设计以及在临床实施中是否完全按照设计进行，数据资料统计处理是否合理等。前瞻性研究是一种科学的、合理的研究方法。它有严谨的研究设计，设对照组，有可比性，并有明确的研究指标，一般研究人员也是相对固定的。因此，研究结果是可信的，可作出科学的结论。

3. 根据研究性质不同分类

（1）量性研究：是一种计量研究方法，通过观察指标获得数据资料，用科学方法来验证模式或理论。

（2）质性研究：是从实际观察资料的研究中发现共性问题，属探索性研究和叙述性研究，并从中可建立新模式、发现新知识和新理论。

在护理科研领域，质性与量性方法的整合使用有越来越多的趋势，质性研究方法与量性研究方法各有优缺点，可以互补。质性研究最大的优点是在没有之前的文献或理论可以作为根据时，可以针对所关心的对象或现象收集描述性的数据，通过归纳过程，研究者可以从这些资料整理出重要的因素或可能的线索，为量性实证研究打下基础，或解释量性研究所发现的关系的原因。但是质性研究的限制在于其主观性太强与缺乏普遍的应用性，因此这些因素最好能够再由广泛收集量化数据去加以证实，这也正是量性研究的优点，然而量性研究虽然可以帮助我们了解某些关系是否存在，可是它的限制在于无法让我们深入了解这些关系背后确实的机制或原因。

4. 流行病学研究　　流行病学最基本的研究方法是观察性研究、实验性研究及理论性研究三大类。其中观察性研究可分为描述性研究和分析性研究，实验性研究又可分为临床随机对照试验、现场试验及社区试验。

知识拓展

观察性研究，是通过调查研究直接观察健康、疾病和行为事件的自然分布，从中分析决定分布的因素，是护理科研的基本方法之一，也是实验性研究的基础，尤其是在预防医学研究领域被广泛应用。例如，红酒与健康的关系引起了欧美科研人员的广泛注意。以哈佛大学医学院温迪·陈博士领衔的一项研究为例，他们应用前瞻性研究方法对10万名护理人员开展了长达20年的跟踪调查，分析乳腺癌患病风险与摄入红酒的数量的关系，发现两者接近正比的关系。但这不是因果性研究，科研人员并没有找到红酒导致乳腺癌发病的机制，或致病元凶，仅仅是一种关联性观察结果。

长期以来护理科研设计多选用流行病学研究方法，如描述性研究、队列研究和病例对照研究等，推动了护理科研工作的发展。描述性研究主要指通过对常规医学资料的分析，描述疾病和健康状况在时间、地点和人群方面的分布特征，获得有关病因的假设，为进一步深入研究提供线索。队列研究指把一群研究对象按是否暴露于某因素，分成暴露组与非暴露组（对照组），随访适当时间，比较两组间疾病的发病率或死亡率的差异，以研究该疾病与暴露因素间的因果关系，又称群组研究。但护理学是以自然科学和社会科学为基础的综合性应用学科，其研究内容除医学科学外，还包括人文社会科学，如伦理学、心理学、法学、教育学等多方面，因此护理研究方法需要进一步拓宽，并逐步发展和丰富。

第二节　实验性研究

一、实验设计的原则

1. 对照原则　对照就是在实验中设置与处理组相互比较的对照组。

(1) 设置对照组的意义：是排除非研究因素对实验结果产生的偏差。包括三个基本要求：均衡、同步和专设。

(2) 对照的形式

1) 空白对照：设立不施加任何处理或干预因素的对照。如要验证甲状腺激素的作用，则对照组动物不做任何处理，让其自然生长，而对照组饲喂甲状腺激素制剂，以观察甲状腺激素的作用。

2) 安慰剂对照：给对照组受试者使用无药理活性的安慰剂。消除药物以外因素尤其是受试者精神心理因素影响所产生的偏倚。

3) 标准对照：用现有标准值或正常值作对照，临床上用公认的经典治疗方法或标准治疗方法作对照也属标准对照。

4) 阴性对照与阳性对照：如，研究某化合物是否会致癌的长期动物实验研究中，只有当阴性对照组未发生癌症或仅发生极少量癌症（自发），实验组和阳性对照组都诱导出有意义的癌症，结果通过统计学分析，对判断受试物的动物致癌性才有参考意义。

5) 相互对照：几个有效处理的实验组互为对照。

2. 随机原则　随机是指在实验分组时，每个实验单位都有相同的概率或机会被分到实验组和对照组，保证各组间非处理因素均衡一致。

(1) 随机化目的

1) 保证处理组和对照组实验单位各种已知或未知的基本特征（如年龄、性别、病情、病程等）均衡可比性。

2) 避免人的主观因素影响。

3) 保证统计分析进行统计推断的前提——随机变量。

(2) 随机化的内容：随机分组、随机抽样、随机实验顺序。

(3) 随机化方法：随机数字表法、随机排列表法，及抓阄、摸球、掷币、抽签等半随机方法。

3. 重复原则　重复是指在相同实验条件下，进行多次实验或观察，重复程度表现为样本含量的大小和重复次数的多少。

(1) 重复的意义：估计实验误差和降低实验误差。

(2) 样本含量估计：在进行样本含量估计时，首先要了解影响样本含量大小的因素，其次需要明确进行样本含量估计的条件，正确选择样本含量估计的计算公式或工具表。

二、实验性研究设计的要素

1. 实验因素　实验因素指研究者根据研究目的施加于受试对象，在实验中需要观察并阐明其效应的因素，即研究因素。可以是生物、理化、心理、社会等因素，也可以是机体本身内在对机体有影响的因素。实验因素的性质、强度和施加方法等必须标准化，在实验全过程中不应随便改变。

2. 受试对象　受试对象也称实验单位或实验对象，为实验因素作用的客体，是接受实验因素的基本单位。根据实验单位的不同，实验性研究分为动物实验研究、临床试验研究和现场试验研究三类。实验单位可以选择人、动物、植物、离体器官、组织、细胞、亚细胞、血清或其他体液等生物材料。而护理学科通常选用人或动物作为受试对象。受试对象入选条件：① 明确纳入标准与排除标准，具有同质性和代表性；② 满足两个基本条件：对处理因素敏感；反应稳定。

3. 实验效应　实验效应作用于受试对象后引起的某种反应，可通过具体的指标来表达。在选择效应指标时要注意指标的关联性、客观性、精确性、特异性和敏感性。

（1）指标的关联性：能够确切地反映处理因素产生的效应。

（2）指标的客观性

1）客观指标：是借助一定的仪器或检验等方式测定所得的客观数据。多数为定量指标。

2）主观指标：是通过研究者观察判断或由受试者自身主观感觉而回答的结果。多数为定性指标。可采取多人、多次、盲法、交叉法进行观察判断。

（3）指标的精确性：包括指标的精密度与准确度。

1）精密度：是指重复测量或观察时，测定值（观察值）与其均值的一致程度。

2）准确度：是测量值的正确性的量度，即测定值（观察值）与真实值的接近程度。

（4）指标的特异性和敏感性

1）特异性：是表示该指标能够鉴别真阴性的能力。

2）敏感性：是表示该指标能够检出真阳性的能力。

知识拓展

临 床 试 验

临床试验指以患者为研究对象，对比临床试验观察干预措施效应的前瞻性实验研究。包括临床治疗药物、治疗方法的比较，也包括社区干预的人群实验。临床试验除了强调随机化分组、设置对照和盲法观察外，还要考虑伦理、失访、依从性和主观感觉对研究结果的影响。

三、实验设计的类型

1. 实验前后对照设计

（1）设计要点：将研究对象随机分为试验组和对照组，试验组给予干预性措施，对照组不给予干预性措施，比较和分析两组测量结果的差别，得出自变量对应变量的影响。在常用的研究方法中，实验前后对照设计是目前公认的标准研究方法，其论证强度大，偏倚性小，容易获得正确的结论。但由于该设计方案有一半的研究对象作为对照组，而得不到新方法的治疗或护理，在临床实施中有一定的困难，加之工作过程较复杂，因此实验前后对照设计的应用推广受到一定的限制。

（2）适用范围

1）用于临床护理或预防性研究，探讨和比较某种新的护理措施对疾病的康复和预防的效果。

2）当所研究的因素被证明对人体确实没有危险性，但又不能排除与疾病的发生有关时，该研究方法可用于病因的研究。

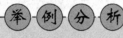

选题：产前焦虑/抑郁护理的探讨 *

采用综合医院焦虑/抑郁量表筛选孕34～41周患焦虑/抑郁的孕妇100例，随机抽取50例进行心理护理，另外50例做常规健康教育。结果干预组的焦虑和抑郁评分值干预前后存在显著性差异，干预组的焦虑和抑郁评分值均低于对照组；干预组孕妇对医生选择分娩方式的依从性高于对照组；干预组新生儿阿氏评分高于对照组，产后出血量干预组低于对照组；两组哺乳方式构成差异有显著意义，干预组母乳喂养率高于对照组。

* 引自：谢映，王巧霜，潘茹等. 产前焦虑/抑郁障碍心理护理的探讨. 护士进修杂志,2005,20(2)：
138 - 140.

2. 单纯实验后对照设计

（1）设计要点：将研究对象随机分为试验组和对照组，只有试验组给予干预或处理因素，然后观察或测量所研究的应变量，比较两组结果的不同。

（2）适用范围：该研究减少了因霍桑效应所导致的结果偏倚，适用于一些无法进行前后比较的护理研究。

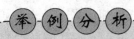

3. 随机临床实验研究设计

（1）设计要点：将研究对象随机分为试验组和对照组,观察或测量所研究的应变量,然后向各组施加不同的干预或处理因素,再观察或测量所研究的应变量,比较两组结果的变化。

（2）适用范围：该设计适用于临床护理或预防性研究,探讨和比较某一新的护理措施对疾病的康复和预防的效果。当所研究的因素被证明对人体确实没有危险性,但又不能排除与疾病的发生有关时也可用于病因的研究。该设计研究对象明确,由于使用了随机分配使得已知或未知的干扰因素在组间保持均衡,可有效地控制偏倚。而且随机分配的样本,在两组或多组中的基本状况相对一致,有较好的可比性。但是较费人力、物力和时间。

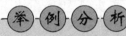

4. 所罗门四组设计

（1）设计要点：所罗门四组设计实际上是为避免霍桑效应及其他因素的影响,将实验前后对照设计和单纯实验后设计结合起来的一种研究方法。

（2）适用范围：该设计适用于实验前测量本身可能会对实验结果有影响的情况,特别是涉及情感、态度等方面的研究。

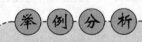

四、实验性研究的特点和优缺点

1. 实验性研究的特点

（1）干预：亦称操纵,指研究者对研究对象确定有人为的施加因素,研究设计中加有护理（或实验)的干预部分,即研究者有目地的对研究对象施加某些护理措施。而这些施加因素多是作为研究的自变量来观察,其引起的结果则是研究的应变量。干预是实验性研究和非实验性研究的根本区别。

(2) 设立对照:"对照"是指将条件相同、诊断方法一致的研究对象分为两组,一组是对照组,另一组为试验组,接受某种与对照组不一样的试验措施,最后将结果进行比较,目的是控制干扰变量的影响,以突出两组(或多组)间结果的差异及其程度。如"研究饮食和糖尿病的关系"对受试者的每日饮食量、所摄入的总热量、性别、体型等都应尽量控制。

(3) 随机化:随机化的含义包括两个方面:① 随机抽样,从目标人群中选取研究对象时,要符合随机的原则,将符合条件的研究对象纳入研究中,用样本所得的结果代表总体的状况,不得随意改变、任意取舍。随机抽样的目的是使研究对象总体中的每一个体都有同等机会被抽取作为研究对象。② 随机分组,在随机抽样基础上使研究对象有相等几率被分到试验组或对照组的分组方法,目的是使每一个研究对象都有同等的机会被分到试验组或对照组中去。

随机化是护理研究设计的重要研究方法和基本的原则之一。在护理研究中,因为受到各种因素的影响,所以采取随机化的方法对研究对象进行选择和分组可以保证研究结果的准确性。相反如果违背了随机化的原则,会人为地夸大或缩小组间差别,使研究结果出现偏差。从而不可信。

2. 实验性研究的优缺点

(1) 优点:实验性研究能准确地解释自变量和应变量之间的因果关系,是检验因果假设最有说服力的一种研究设计,能较好地反映研究的科学性和客观性。

(2) 局限性:由于大多护理问题的研究对象是人,很多研究中的变量如气候、环境、涉及伦理或隐私等问题无法得到完全控制,导致实验性研究在护理问题的研究中应用的普遍性差。另外在实际研究过程中,很难找到完全相等的对照组。

第三节　类实验性研究

类实验性研究,也称半实验研究,与实验性研究方法基本相似,不同之处是设计内容缺少按随机原则分组或没有按随机原则取样,但设计中有对研究对象的护理干预内容(操纵)。类实验性研究可行性较高,比实验性研究更为实用,但结果不如实验性研究的可信度高。

知识拓展

　　类实验性研究的设计与实施原则与标准的现场实验相比,除研究对象的分组一项之外,其余基本相同。类实验无法随机设对照组,但仍常设非随机对照组。如研究者规定甲地饮水加氟而乙地不加,又如选择甲校学生注射某种新的生物制品以预防某病,而乙校不注射,然后甲乙两校作比较。

一、类实验性研究的特点

(1) 因实际情况不允许,研究对象常不作随机分组。
(2) 研究对象数量较大、范围较广。
(3) 无平行的对照,有时有类对照或自身对照。

二、类实验性研究的类型

1. 无相等对照组设计　　根据标准选择合格的、愿意参加的研究对象,按随机或非随机的方法将研究对象分为试验组和对照组,施与不同的干预措施,然后观察比较其结果。

非随机分配对象是指研究对象的分组不能完全按照随机分配的原则进行,往往是一种自然存在的状态。如研究健康宣教对腹膜透析患者的影响时,可以将一个医院的住院患者作为对照组,另一个医院的住院患者作为试验组来进行研究。在该情况下,对照组患者并不是随机分配的。此方法简单,易掌握,可操作性强,实施方便。短时间内可获得较大的样本量,尤其是当某个医院合格的病例数较少或对某种疾病不同医院实施的疗法不同时,该设计方法较为适用。但是若分组不随机,试验组与对照组可比性就较差,从而影响结论可信度和说服力。若患者来源于不同医院时,则医院间的诊断方法、医疗水平、患者的病情等都可能存在不可比的情况。

2. 自身实验前后对照设计 同一研究对象接受前、后两个阶段、两种不同的处理措施,然后对其效果进行比较。因为是同一个体,故前后两个阶段不需再分层,但第一阶段同第二阶段的观察期必须相等。

该研究方法的研究方向是前瞻性的,属于从"因"到"果"的研究。主要适用于慢性复发性疾病的护理试验,因为慢性复发性疾病,才有机会使每个研究对象接受前后两种措施。如在第一阶段已治愈的疾病,则不可能也不需要作第二阶段的护理措施,受试者在使用第二阶段护理措施之前,必然是已使用过第一阶段的护理措施,不论其是否有效,在病情未见好转或病情复发时,均应使用第二阶段的护理措施。

自身实验前后对照设计通过受试者自身前、后两阶段疗效比较,可以排除个体差异而不需要分层,所需的样本量小,统计学效率较高,代表性好,结果可信;而且每一患者在研究过程中均有接受新护理措施或新疗法的机会,符合伦理原则。但是若两阶段观察期过长,可能使两阶段开始前的病情不一致,则可比性差;而且研究分为两个处理阶段,两个阶段间需有一个"洗脱期",目的是尽可能地避免第一阶段措施的影响,对洗脱期的长短应有一个适当估计,估计的原则是保证第二阶段开始时,研究对象的一些重要指征(如病情等)应同第一阶段开始时相同或尽可能相似。

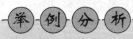

选题:健康宣教和心理护理两种措施对肠易激综合征患者症状改善的效果比较

随机抽取患有肠易激综合征的患者100人,首先对100人进行了3个月的健康宣教(每周2次),其结果只有10人反应症状得到了改善,经过一段时间后,再对100人进行了3个月的心理护理(每周2次),结果53人反应症状得到了改善。

3. 时间连续性设计 其实是自身实验前后对照设计的一种改进。当自身变量的稳定性无法确定时,可以应用时间连续性设计。

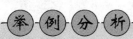

选题:某医院计划采用患者满意度评分与医护人员绩效挂钩的方法,并了解这种方法所带来的出勤率、工作差错等方面的影响

因不能在同一个医院里实行不同的绩效政策而无法设立相等的对照组。所以采用了类实验研究中的时间连续性设计。具体措施是在实施新政策前每隔一定的时间(如1个月)收集一次资料作为对比的基础资料。连续收集几次后再开始实行新的政策,以后再每隔一定时间用同样的方法收集资料并进行比较。

三、类实验性研究的优缺点

1. 优点 类实验性研究在实际人群中进行人为干预因素研究的可行性高,同实验性研究相比更为实用。特别是在护理实践中当无法严格控制干扰变量而不能采用实验性研究来回答因果关系时,类实验性研究是较好的研究方法。

2. 缺点 由于类实验性研究无法随机,已知的和未知的干扰因素就无法像随机实验那样均衡分布在各组中,特别是对于无对照组的类实验,效果的判断更是很难完全归因于干预措施,故结果不如实验性研究的可信度高。

第四节 非实验性研究

非实验性研究指研究设计内容对研究对象不施加任何护理干预和处理的研究方法。这类研究常在完全自然状态下进行,所以简便易行。适用于对所研究问题了解不多或该研究问题情况较复杂时选用。其研究结果可用来描述和比较变量的情况,如描述性研究、比较性研究及相关性研究等都属于非实验性研究,其研究结果虽然不能解释因果关系,但却给实验性研究打下了重要的基础,许多实验性研究都是先由非实验性研究提供研究线索,再由实验性研究予以验证的。

一、非实验性研究的特点

(1) 不施加任何护理干预和处理,在完全自然状态下进行。

(2) 简便易行。

(3) 是实验性研究的基础。

二、非实验性研究的类型

1. 描述性研究 描述性研究是利用已有的资料或特殊调查的资料进行整理归纳,对疾病或健康状态在人群中的分布情况加以描述,并通过初步分析,提出关于致病因素的假设和进一步研究方向的设计类型。

描述性研究是目前护理学科应用最多的一种研究方法,当对某个事物、某组人群、某种行为或某些现象的现状尚不清楚的时候,为了观察、记录和描述其状态、程度,以便从中发现规律,或确定可能的影响因素,用以回答"是什么"和"什么样"的问题的时候,多采用描述性研究,通过对疾病、健康或事件的基本分布特征的了解,获得启发,形成假设,为进一步分析打下基础。

描述性研究可能事先不需要设计预期目的,也可以不确定自变量和应变量(因为常常还不知道),但是在研究开始前,需要确定观察内容和变量,以便做到有系统、有目的和比较客观的描述。在护理研究项目中,如现况调查、相关因素和影响因素的调查、需求的调查等均属于描述性研究的范畴。描述性研究设计包括现况调查和纵向研究等方法。

(1) 现况调查:根据事先设计的要求,在某一特定人群中,用普查或抽样调查方法,在特定时间内收集某种疾病的患病情况,分析疾病患病率以及疾病与某些因素之间的关系,是护理描述性研究中最常用的一种方法。

现况调查适用于病程较长而发病率较高的疾病(如慢性疾病),对于病程较短的疾病多不适用,因为调查时许多人可能已逐渐痊愈。

1) 现况调查的目的:① 监测高危人群,在人群中筛查患者,达到早期发现患者、早期诊断和早期治疗的目的;② 描述疾病或健康状况在特定时间内,在某地区人群中分布情况;③ 描述某些因素或特征与疾病之间的关系,寻找病因及流行因素线索,以逐步建立病因假设;④ 了解人群的健康水平,找出卫生防疫和保健方面应该开展的工作,为卫生保健工作的计划和决策提供依据;⑤ 研究医疗卫生与护理措施效果;⑥ 进行疾病监测,研究某些疾病的分布规律和长期变化趋势。

2) 现况调查的类型:多分为普查和抽查两类。

(a) 普查:是根据一定目的,在特定时间内对特定范围内所有对象进行调查或检查。主要用于:① 在人群中早期发现患者;② 了解疾病的基本分布情况;③ 了解人群健康水平,建立生理标准等。普查的优点:通过普查能发现人群中的全部病例,促使其能及早得到治疗,同时可以普及医学知识,最后将普查的资料制成相应的图、表,可较全面地描述和了解疾病的分布与特征,还可揭示某些明显的规律性,为病因分析提供线索。普查的缺点:当普查工作量太大时工作容易不细致,难免遗漏造成偏倚;由于工作量大仪器不够用而影响检查的速度与精确度;另外,普查方法不适用于患病率很低且无简单易行诊断手段的疾病。

(b) 抽样调查：是一种非全面调查，即从研究人群的全体对象中抽取一部分进行调查，并据以对全部调查研究对象作出估计和推断的一种调查方法。显然，抽样调查虽然是非全面调查，但它的目的却在于取得反映总体情况的信息资料，因而，也可起到全面调查的作用。根据抽选样本的方法，抽样调查可以分为概率抽样和非概率抽样两类。概率抽样是按照概率论和数理统计的原理从调查研究的总体中，根据随机原则来抽选样本，并从数量上对总体的某些特征作出估计推断，对推断出可能出现的误差可以从概率意义上加以控制。习惯上将概率抽样称为抽样调查。抽样调查比普查花费少、速度快、覆盖面大且正确性高。由于抽样调查范围远远小于普查范围，容易集中人力、物力，并有较充足的时间，因而具有精确细致等优点，一般较为常用。抽样调查的缺点是不适用于患病率低的疾病，不适用于个体间变异过大的资料，并且设计、实施和资料的分析均较复杂。

(2) 纵向研究：纵向研究也称随访研究，是对一特定人群进行定期随访，观察疾病或某种特征在该人群及个体中的动态变化，即在不同时间对这一人群进行多次现况调查的综合研究。通过纵向研究，可全面了解某病的发展趋向和结局，认识其影响因素和疾病的自然发展史。如对妊娠期糖代谢异常孕妇进行产后随访研究，同时了解其饮食习惯、体力活动等情况，观察其发展为糖尿病的可能性有多大。

随访的间隔和方式可根据研究内容不同而有所不同，可短到每周甚至每天，也可长至一年甚至数年。纵向研究观察的对象常常影响结论的适应范围，除了环境因素外，患者个体特征也影响疾病转归，如患者年龄、性别、文化程度、社会阶层等。因此，纵向研究时尽量考虑观察对象的代表性。纵向研究是无对照研究，所以结论应慎重。

2. 相关性研究 相关性研究是探索各个变量之间的关系或有无关系的研究。与描述性研究相同的是没有任何人为的施加因素。与描述性研究相比，相关性研究有明确的观察变量，因此比描述性研究有更多的"探索"原因的作用，可为进一步的研究提供研究思路。如研究人员在饮咖啡和降低 2 型糖尿病患病风险之间进行的相关性研究，通过相关性研究初步确定变量之间的关系，可以为进一步形成实验性研究提出研究思路。

3. 分析性研究 分析性研究是在自然状态下进行的，对两种或两种以上不同的事物、现象、行为或人群的异同进行比较的研究方法。分析性研究与描述性研究一样，均无任何人为的施加因素，完全在自然状态下进行，而其不同之处在于描述性研究是对某一种现象的描述，而分析性研究是针对已经存在差异的至少两种不同的事物、人或现象进行分析比较的研究。根据其研究的目的不同，可以将分析性研究分为队列研究和病例对照研究两种类型。

(1) 队列研究：属于前瞻性的研究，是将人群按是否暴露于某种可疑因素及其暴露程度分为不同的亚组，追踪其各自的结局，比较不同亚组之间结局频率的差异，从而判定暴露因子与结局之间有无因果关联及关联大小的一种观察性研究方法。队列研究的基本原理是在一个特定人群中选择所需的研究对象，根据目前或过去某个时期是否暴露于某个待研究的危险因素，或其不同的暴露水平而将研究对象分成不同的组，如暴露组和非暴露组、高剂量暴露组和低剂量暴露组等，随访观察一段时间，检查并登记各组人群待研究的预期结局的发生情况，比较各组结局的发生率，从而评价和检验危险因素与结局的关系。

根据特定条件的不同可以将队列研究分为出生队列和暴露队列；根据人群进入队列时间的不同可以将队列研究分为固定队列（是指人群都在某一固定时间或一个短时期之内进入队列，之后对他们进行随访观察，直到观察期结束，成员没有因为结局事件以外的其他原因退出，也不再加入其他新队员，及在观察期内保持队列相对固定）和动态队列（即在某队列确定后，原有的队列成员可以不断退出，新的观察对象可以随时加入）。

1) 队列研究的特点：① 研究方向是纵向的、前瞻性的，即由因及果的研究；② 根据暴露因素的有无来确定群组的划分；③ 暴露因素不是人为施加的，而是客观存在的；④ 可直接计算发病率，并据此评价暴露因素与疾病的关系。队列研究多适用于检验一种暴露与多种结果之间的关联或评价预防和治疗的效果。

2) 队列研究的类型：① 前瞻性队列研究，是队列研究的疾病形式。研究对象的分组是根据研究对象现时的暴露状况而定的，此时研究的结局还没有出现，需前瞻观察一段时间才能得到；② 历史性队列研究，研究对象的分组是根据研究开始时研究者已掌握的有关研究对象在过去某个时点的暴露状况的历史资料作出的；③ 双向性队列研究，也称混合性队列研究，即在历史性队列研究的基础上，继续前瞻性观察一段时间，它是将前瞻性队列研究与历史性队列研究结合起来的一种模式，因此，兼有前瞻性队列研究和历史性队列研究的优点,且相对地在一定程度上弥补了各自的不足。

3) 队列研究的优缺点:

(a) 优点:① 队列研究能够直接获得两组的发病率或病死率,以及反映疾病危险关联的指标,可以充分而直接地分析病因的作用,检验病因假说的说服力强;② 可同时调查多种疾病与一种暴露之间的关联。

(b) 缺点:① 耗费大量的人力、物力和时间;② 不适用于少见病的研究。

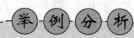

选题:孕妇饮食模式及其与妊娠结局关联的队列研究*

　　资料来自一项以人群为基础的安徽出生缺陷及儿童发育前瞻性队列研究,该队列研究于 2010 年底招募了 2 万名孕妇。该研究以在安徽省合肥市和马鞍山市共 7 个妇幼保健机构建卡并且孕周在 28 周以内的孕妇为研究对象,由经过专门培训的调查员指导孕妇进行自填式问卷调查,收集孕期饮食行为情况。他们最终得出"咖啡因"型和"传统"型饮食模式可增加小于胎龄儿发生的风险,其潜在的宏量或微量营养素对出生结局的影响还有待进一步研究。并且他们认为膳食平衡和生活方式指导应纳入孕前健康咨询中。

* 引自:邢秀雅. 孕妇饮食模式及其与妊娠结局关联的队列研究. 安徽医科大学硕士学位论文.

(2) 病例对照研究:是比较患某病者与未患该病的对照者既往暴露于某个(或某些)可能危险因素的百分比差异,以判断这些因素与该病有无关联及关联程度大小的观察性研究方法。其基本原理是以现在确诊的患有某特定疾病的患者作为病例,以不患有该病但具有可比性的个体作为对照,通过询问,实验室检查或复查病史,搜集既往各种可能的危险因素的暴露史,测量并比较病例组与对照组中各因素的暴露比例,经统计学检验,若两组差别有意义,则可认为因素与疾病之间存在着统计学上的关联。在评估了各种偏倚对研究结果的影响之后,再借助病因推断技术,推断出某个或某些暴露因素是疾病的危险因素,而达到探索和检验疾病病因假说的目的。这是一种回顾性的,由结果探索病因的研究方法,是在疾病发生之后去追溯假定的病因因素的方法近年来病例对照研究得到越来越广泛的应用,它是流行病学研究,特别是病因学研究的一个得心应手的工具。

1) 病例对照研究的用途:病例对照研究是一种回顾性研究,是从果查因的研究方法,多用于研究发病危险因素,尤其适合于罕见病和潜伏期长的疾病的病因研究。

2) 病例对照研究的优缺点:优点是该研究方法省时、省人力、省物力,能充分利用资料信息,而且只需少量的研究对象即可进行,一次研究可探索多种可疑因素。缺点是该研究中选择性偏倚和回忆偏倚控制的难度大,而且对照组的选择较困难,难以完全控制外部变量。

三、非实验性研究的优缺点

1. 优点

1) 非实验性研究是在完全自然的状态下进行研究,因此是最简便、易行的一种研究方法。

2) 非实验性研究可以同时收集较多的信息,特别适用于对研究问题知之不多或研究问题比较复杂的情况,用来描述、比较各种变量的现状。

(3) 非实验性研究是实验性研究的基础,是护理研究中最常用的一种研究方法。

2. 缺点

(1) 非实验性研究没有人为的施加因素。

(2) 无法控制其他变量的影响,因此一般情况下无法解释因果关系。

第五节　样本量的确定

护理研究对象的选择从理论上讲是该研究某种现象和疾病的全部病例最为理想,可以取得全面、完整的资料,避免抽样误差。可事实上,一些现象是不可能进行全面调查的。即使可以取得全面资料,也会因为增加工作量而产生误差。而且所获得的总体在一定层次上仍然是一个有限的总体。如在一个县(市)范围内某种疾病的全部病例,对省、地区而言也只是一个样本。

一、基 本 概 念

1. 总体

(1)总体:根据研究目的确定具有相同性质的个体所构成的全体,更确切地说,是具有相同性质的所有个体某种变量值的集合,总体所包含的范围随研究目的的不同而改变。例如在人口普查中,全部人口就是总体,而其中每一个人就是一个个体;研究某城市中学生的身高分布情况,此时全体中学生的身高是一个总体,而每个中学生的身高则是一个个体。总体既可以是指同类事物的全体,也可以是指满足某种要求的事物的全体。总体的范围因研究目的的不同而变化。如某城市的中学生身高,既可以把某城市的全体中学生作为总体,也可以把某个学校的全体中学生作为总体研究。

(2)有限总体:通常限于特定的时间、空间、人群范围之内,若同质研究对象的所有观察单位的所研究变量取值的个数为有限个数,则这个总体称为有限总体。如研究某大学新生的心理状况,则该大学所有的新生构成的是一个有限总体。

(3)无限总体:有时在另一些情形下,总体是假设的或抽象的,没有时间和空间的限制,观察单位数是无限的,称为无限总体。

(4)目标总体:是符合条件的所有个体的集合体,是研究者所要推论的整个的集合体。

(5)可得总体:是目标总体的一部分,是研究者根据研究的需要能方便抽取的总体。

(6)观察单位:亦称个体或研究单位,指研究总体的单位组成部分,是科学研究中的最基本单位。

2. 样本 样本是指从总体中抽取的部分观察单位,其研究变量实测值构成样本。为了使样本能够正确反映总体情况,对总体要有明确的规定;总体内所有观察单位必须是同质的;在抽取样本的过程中,必须遵守随机化原则;样本的观察单位还要有足够的数量。又称"子样"。按照一定的抽样规则从总体中取出的一部分个体。样本中个体的数目称为"样本容量"。

3. 误差 护理人员主要以人为研究对象,由于人与人之间的个体差异较大,加上心理、情绪等因素的影响,常会导致研究的条件难以控制等,导致研究者的观察结果偏离真实的情况,造成误差。误差的常见原因有两种基本类型,即偏倚和随机误差。

(1)偏倚:亦称系统误差,是指测量的结果系统地向一个方向发生偏离所产生的误差。不是由随机抽样所引起的,而是由某些不能准确定量的但较为恒定的因素所致。偏倚可来自:

1)观察者:如在调查中调查员倾向性暗示或在检验操作中由于个人技术偏差所致。

2)受试者:即抽样不均匀、分配不随机或观察单位本身变化所致。

3)仪器:因仪器未校正、发生故障或使用不当所致。

4)外环境的非试验因素。

从理论上讲,偏倚可以在设计、实施、分析等过程中设法避免,即通过严密的科研设计,客观科学的测量方法和适当的分析手段来避免它的影响。但这主要是针对已知的偏倚而言,但对未知的偏倚,尚无法控制,除了严格的随机化研究方法。在护理学研究中,因为主要的研究对象是人,像动物实验那样做到两组基本情况完全一样几乎是不可能的,加上患者的心理、情绪变化,拒绝或中途退出试验等因素,均会影响科研结果的正确性。因此,研究者应通过周密的设计和科学思维将偏倚造成的影响控制到最低程度。偏倚按其在研究过程中出现阶段的不同,主要归纳为3种:选择性偏倚、信息性偏倚和混杂性偏倚。

(2)随机误差:即抽样误差,从同一总体中随机抽取含量相等的若干样本,算得的样本指标往往不一定相等。虽然使用了随机抽样的方法,但抽样产生的样本指标与总体指标仍存在差异。这种差异称为随机误差。由于观察单位间存在个体差异,样本又未包含总体的全部信息,因而抽样误差是无法避免的。在抽样检查中,由于用样本指标代替全部指标所产生的误差可分为两种:一种是由于主观因素破坏了随机原则而产生的误差,称为系统性误差;另一种是由于抽样的随机性引起的偶然的代表性误差。抽样误差仅仅是指后一种由于抽样的随机性而带来的偶然的代表性误差,而不是指前一种因不遵循随机性原则而造成的系统性误差。影响随机误差发生的因素是样本的大小,理论上希望要尽可能减小随机误差,样本应越大越好,实际上又不可能随意扩大样本量。另外还有观察对象个体间的差异性和对偏倚和随机误差的容许接收范围等因素的影响。

4. 抽样过程及方法　抽样是指从总体抽取部分观察单位获得样本的过程。抽样是临床护理研究中的基本方法之一。当然获取样本仅仅是手段,还要规定样本的条件,通过样本信息来推断总体特征才是研究的目的。例如农科站要了解农田中某种病虫害的灾情,会随意地选定几块地,仔细地检查虫卵数,然后估计一公顷农田大约平均有多少虫卵,会不会发生病虫害。

(1) 抽样过程的一般步骤

1) 明确总体:根据护理研究的目的选择合适的研究总体,这是研究的关键环节。

2) 列出抽样标准:在确定研究总体时,对研究对象特征及范围进行界定。抽样标准包括诊断标准、纳入标准和排除标准。

3) 选择合适的样本量及抽样方法:样本量应根据研究目进行合适的选择。抽样方法的选择应根据研究对象的人群特征来进行。如果研究对象的特征差异较大,可采用分层抽样方法。如果调查样本大,涉及单位多,且各单位情况比较一致,可采用整群抽样方法。

4) 选择样本:确定样本量及抽样方法后,在研究对象中选择符合抽样标准的样本进行研究才能保证研究的真实性与科学性。

(2) 抽样原则

1) 保证样本的可靠性:指样本中每一观察单位必须来自同质的总体,对研究对象的选择要有明确的诊断标准、纳入标准和排除标准。

(a) 诊断标准:是对病种、病型、病程、病情等严格区分,给出正确诊断,在制定疾病诊断标准中,要注重参考国际上如 WHO 所建议的通用标准,取得诊断标准的一致,便于国际比较和交流。除此以外还要注意某些疾病诊断标准的更新,尽量选取最新的诊断标准,如肠易激综合征的诊断从最初的罗马Ⅰ标准,到后来的罗马Ⅱ标准,再到现在的罗马Ⅲ标准,在不断地完善和更新,尽量选用罗马Ⅲ标准。

(b) 纳入标准:在符合统一诊断标准的同时,还需制定符合研究课题要求的纳入标准。纳入标准的要点是从复杂的群体中,选择相对单一临床特点的对象进行研究。如:研究原发性脑桥出血的预后评估,除临床和影像学符合原发性脑桥出血的诊断标准外,可以规定:① 年龄为 18～90 岁;② 起病 24 小时内入院;③ 既往无卒中病史等三条为该研究的纳入标准。如急性心肌梗死患者的自护能力,研究对象除符合心肌梗死的诊断标准外,研究者规定:症状发作一周后、75 岁以下的患者等两条为该研究的纳入标准。

(c) 排除标准:护理研究的实施和结果往往受研究对象的来源、病情、社会经济地位、心理特点以及接受治疗等因素的影响。为了防止这些因素的干扰,在研究对象的选择上,还应根据研究目的以及干预措施的特点,制定相应的排除标准。如:研究原发性脑桥出血的预后评估,研究对象排除标准是:① 影像学资料缺失;② 头颅 CT 或 MRI 显示出血累及小脑;③ DSA 或 MRI 增强扫描显示为继发性脑桥出血:包括动脉瘤破裂、海绵状血管瘤、外伤后出血及出血性梗死等;④ 患者本次入院已存在严重的肝肾疾病、心血管疾病、血液病或恶性肿瘤等。由此在纳入标准和排除标准的共同控制下,抽出符合诊断标准的病例入组,从而避免过多因素的干扰,使得研究结果有相对可靠的病例基础。

2) 选取有代表性的样本指样本能充分反映总体的本质,要求样本必须满足两条原则。

(a) 随机化原则:因为在一个人群中,某些因素或某些方面的特征并不是均匀分布的,这就要求在选择调查样本时,不能随意地进行选择,而是采用一定抽样技术进行随机抽样,以保证样本的某些特征与总体相同或相近。

(b) 足够的样本含量:即样本中有足够的变量值个数。样本是否"足够"是根据研究的精度和变量的变异程度确定的。通常精度要求越高,样本含量要求越大;变量的变异越大,样本含量要求越大。

(3) 抽样方法:抽样方法可归为概率抽样与非概率抽样两种类型。

1) 概率性抽样:是以概率理论和随机原则为依据来抽取样本的抽样。概率性抽样的基本原则是:样本量越大,抽样误差就越小,而样本量越大,则成本就越高。根据数理统计规律,样本量增加呈直线递增的情况下(样本量增加一倍,成本也增加一倍),而抽样误差只是样本量相对增长速度的平方根递减。因此,样本量的设计并不是越大越好,通常会受到经济条件的制约。四种常见的概率抽样法是单纯随机抽样、整群抽样、分层抽样及系统抽样。

(a) 单纯随机抽样：指总体中的每个研究个体被选入样本中的概率完全相同,决定哪一个研究个体进入样本是完全随机决定的。具体方法是：先将总体的全部研究个体统一编号,再用抽签法或随机数字表法,随机抽取部分个体组成样本。它是概率抽样中最基本的一种方法,较复杂的抽样法都具有单纯随机抽样的特点。① 抽签法：抽签法比较简便,随时可用,几乎不需专门工具。② 随机数字表法：是一种由许多随机数字排列起来的表格。

(b) 整群抽样：又称聚类抽样,是将总体中各单位归并成若干个互不交叉、互不重复的集合,称之为群;然后以群为抽样单位抽取样本的一种抽样方式。应用整群抽样时,要求各群有较好的代表性,即群内各单位的差异要大,群间差异要小。整群抽样容易组织实施,可节省大量人力物力,较适用于大规模的调查。但是当群体间差异较大时会增大抽样误差,所以在分群时应尽量减少群体间的差异,使得群体的含量相对较少,群体的个数相对较多,这样可以减少整群抽样带来的误差。

(c) 分层抽样：是指先按照与研究目的明显有关的某种特征将总体分为若干层,然后从每一层内按比例随机抽取一定数量的个体,组成该层的样本,各层样本之和代表整个总体。分层可使层内具有均质性,随后在均质的各层内以随机方式抽出恰当的个体数。这种抽样方法可以更好地保证样本对总体的代表性。分层抽样时要注意选择分层用的分层标志与特征指标,使各层内的差异较小,层间差异较大。这样可使分层抽样得到的样本抽样误差较小,对总体有较好的代表性。例如,一个单位的职工有 500 人,其中不到 35 岁有 125 人,35 岁至 49 岁的有 280 人,50 岁以上的有 95 人,为了了解这个单位职工与身体状况有关的某项指标,要从中抽取一个容量为 100 的样本,由于职工年龄与这项指标有关,决定采用分层抽样方法进行抽取。因为样本容量与总体的个数的比为 1∶5,所以在各年龄段抽取的个数依次为 125/5,280/5,95/5,即 25,56,19。

(d) 系统抽样：又称等距抽样或机械抽样。它是首先将总体中各单位按一定顺序排列,根据样本容量要求确定抽选间隔,然后随机确定起点,每隔一定的间隔抽取一个单位的一种抽样方式。是纯随机抽样的变种。在系统抽样中,先将总体从 $1 \sim N$ 相继编号,并计算抽样距离 $K = N/n$。式中 N 为总体单位总数,n 为样本容量。然后在 $1 \sim K$ 中抽一随机数 k_1,作为样本的第一个单位,接着取 $k_1 + K, k_1 + 2K \cdots\cdots$,直至抽够 n 个单位为止。系统抽样方法简便易行,被选入样本的个体在总体中的分布比较均匀,抽样误差比单纯随机抽样小,对总体的估计较准确。当研究者获得总体的所有按顺序排列的个体名单时,多采用该方法。但当编号带一定的周期性趋势或单调递增递减趋势时,系统抽样得到的样本会有较大的误差。为避免这种误差,可分段选用不同的随机数。

2) 非概率性抽样：是指调查者根据自己的方便或主观判断抽取样本的方法。它不是严格按随机抽样原则来抽取样本,所以失去了大数定律的存在基础,也就无法确定抽样误差,无法正确地说明样本的统计值在多大程度上适合于总体。虽然根据样本调查的结果也可在一定程度上说明总体的性质,特征,但不能从数量上推断总体。非概率性抽样在抽样的正确性和样本的代表性方面都不如概率性抽样。但是许多专业包括护理专业仍较多地应用非概率性抽样。非概率性抽样主要有 4 种方法：方便抽样、目的抽样、配额抽样及网络抽样。

(a) 方便抽样：样本限于总体中易于抽到的一部分。最常见的方便抽样是偶遇抽样,即研究者将在某一时间和环境中所遇到的每一总体单位均作为样本成员。"街头拦人法"就是一种偶遇抽样。某些调查对被调查者来说是不愉快的、麻烦的,这时为方便起见就采用以自愿被调查者为调查样本的方法。方便抽样是非随机抽样中最简单的方法,省时省钱,但样本代表性因受偶然因素的影响太大而得不到保证。

(b) 目的抽样：是指研究者依据自己的专业知识和经验以及对调查总体的了解,有意识地选择某些研究对象。护理研究中经常运用这种方法。这种方法虽然没有采取随机抽样,但是仍然有很强的实用性,适合于检验某种新的技术、措施,在探索性、前瞻性的研究中比较常用。其缺点是没有客观的指标来判断所抽得的样本是否真的具有代表性。

(c) 配额抽样：指研究者根据总体内有层的特性,利用总体内各层的构成比抽取与总体相似的样本。定额抽样与分层概率抽样很接近,最大的不同是分层概率抽样的各层样本是随机抽取的,而定额抽样的各层样本是非随机的。除此之外,配额抽样的过程与方便抽样是相同的,并没有采取随机的方法来抽样,所以它的缺点与方便抽样相同。例如,在研究自杀问题时,考虑到婚姻与性别都可能对自杀有影响,可将研究对象分为未婚男性、已婚男性、未婚女性和已婚女性四个组,然后从各群非随机地抽样。定额抽样是通常使用的非概率抽样方法,样本除所选标识外无法保证代表性。

（d）网络抽样：也称为滚雪球抽样，以若干个具有所需特征的人为最初的调查对象，然后依靠他们提供认识的合格的调查对象，再由这些人提供第三批调查对象……依次类推，样本如同滚雪球般由小变大。滚雪球抽样多用于总体单位的信息不足或观察性研究的情况。这种抽样中有些分子最后仍无法找到，有些分子被提供者漏而不提，两者都可能造成误差。但网络抽样在寻找某些特殊总体中的个体时非常有用，如酗酒者、药物滥用者、离婚者、丧偶者等，因为这些个体一般不愿意让人们了解他们，很难找到。

在临床护理研究中，最好采用概率性抽样方法，非概率性抽样在抽样的正确性和样本的代表性方面都不如概率性抽样。但有时条件不许可，亦可考虑使用非概率性抽样，此时要警惕偏差的影响。

二、常用样本量估算方法

估算样本量的具体方法大致有四种：计算法、经验法、累积法和查表法。

1. 计算法　亦称数学法，通过一定的数学公式估算出所需样本含量。例如计量资料可用公式一计算，或计量资料可用公式二计算。

$$n = 4S^2/d^2 \tag{5.1}$$

其中，n 为样本含量，S 为总体标准差的估计值，d 为容许误差。

$$n = PQ/S^2 = tPQ^2/d^2 = 400 \times Q/P \tag{5.2}$$

其中，n 为样本含量，P 为总体率的估计值，$Q = 1 - P$。

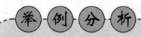

举·例·分·析

　　某社区卫生站拟调查了解该社区 5 岁儿童身高是否偏低，若用抽样调查，样本含量至少应有多少人？

　　据文献，5 岁儿童身高值的标准差约为 2 cm，若规定容许误差为 0.2 cm，代入公式。

$$n = 4S^2/d^2 = 4 \times 2^2/0.2^2 = 400（人）$$

2. 经验法　根据前人无数次科研实践经验所积累的一些常数作为大致的标准。例如，在临床护理研究方面，一般认为采用计数指标的资料样本要大些，即使设计均衡，误差控制得较好，也需 50～100 例；而采用计量指标的资料如果设计均衡，误差控制得较好，样本量则可以小些，30～40 例患者即可。在调查研究方面，一般认为肿瘤死亡率调查不能少于 10 万人口；确定正常值范围的研究项目至少需要 100人以上；估计人口年龄、性别构成的抽样应为总人口数的 1/10 等。

3. 查表法　利用专门制定的检索表，一查即得，十分便利。在预试验中所获得的某些初步数据，常可为样本含量估计提供有用的参考资料。

4. 累积法　如果总体标准差 σ 与容许误差 δ 无法估计，也不能作预调查时，可以先选调查病例与对照组 100 例，然后进行统计学处理，视结果再增加样本数。因为从经验出发，1∶1 配比病例对照研究100 对往往能达到统计学的要求。

小　结

1. 研究设计概念
- 研究设计的概念：是指研究人员通过选择合理的设计方案，使抽象的研究目的具体化，从而形成具体的研究方案，指导整个研究工作科学、有序地进行，最终完成研究目的
- 护理研究设计的分类
  - 实验性研究、类实验性研究和非实验性研究
  - 回顾性研究和前瞻性研究
  - 量性研究和质性研究
  - 流行病学研究

2. 研究设计分类
- 实验性研究设计
  - 实验前后对照设计
  - 单纯实验后对照设计
  - 随机临床实验研究设计
  - 所罗门四组设计
- 类实验研究设计
  - 无相等对照组设计
  - 自身实验前后对照设计
  - 时间连续性设计
- 非实验研究
  - 描述性研究
  - 相关性研究
  - 分析性研究

3. 样本量的确定
- 总体：根据研究目的确定具有相同性质的个体所构成的全体，更确切地说，是具有相同性质的所有个体某种变量值的集合，总体所包含的范围随研究目的的不同而改变
- 样本：是指从总体中抽取的部分观察单位，其研究变量实测值构成样本

【思考题】

（1）阐述研究设计的概念。

（2）实验性研究设计、类实验研究设计、非实验研究分别包括哪些方法？

（3）简述抽样的过程及方法。

（张　瑜）

第六章 护理研究的实施

第一节 护理研究资料的收集

资料的收集是科学研究中最具有挑战性的环节之一,也是经过周密设计后通过不同的方法从研究对象处获取资料的过程。资料的真实和准确与否直接关系到研究结果的真实性和科学性。在护理研究中收集资料方法很多,最常用的有问卷法、访谈法、观察法、生物测量法及二手资料分析等几种。

一、概 述

1. 资料的来源　收集护理科研资料的途径比较多,根据来源的不同可以分为一手资料或二手资料。

(1) 一手资料:是指自己亲手收集的资料,如通过对研究对象直接进行调查、观察、访谈等方式获得的资料,但不包括从别人的文字材料中获取的信息。

(2) 二手资料:是指用间接或直接的方式从其他人那里获取的资料,如在期刊论文、档案、会议资料、各种疾病信息登记库等资料的基础上进行二次分析,得出新的结论。使用二手资料有 3 个主要的优点:① 通常情况下,它较容易获得;② 比起收集原始数据,它的成本要低许多;③ 它能被快速获得,而收集原始数据,从开始到结束可能要几个月的时间。简单地说,就是省事、省钱和省时,所以在可能的情况下研究者总是优先考虑使用二手资料解决问题。但二手资料也有它的缺点,如相关性差、时效性差和可靠性低等。所以在选择资料的同时要权衡两者的利弊。

2. 常用的收集资料的方法　护理研究中常用的收集资料的方法包括问卷法、访谈法、观察法、生物测量法及二手资料分析法等。根据预先设计的方案是否详细具体,所收集的资料要求是否明确以及指导语是否清晰明确,问卷法、访谈法和观察法又可分为结构式、半结构式或非结构式。结构式资料一般用于量性研究,所以在研究工具的选择上有严格的要求,从而确保资料的信度和效度。非结构式资料收集一般用于质性研究,主要用于探索新知识或新领域时常用的资料收集方法。

3. 收集资料的注意事项

(1) 采用结构式还是非结构式方法收集资料:结构式资料收集是按照事先设计的特定结构进行资料的收集,一般可作精确的统计分析,但必须事先设计出严谨的研究工具(例如问卷),或应用现有的具有较好信度及效度的量表;非结构式资料收集是提出开放性问题,在一个或几个主题下让研究对象自由阐述,该法收集的资料比较深入,无须设计或寻找合适的研究工具,缺点是收集资料时如果研究对象不善表达则研究进展有一定难度,且资料较难分析;半结构法资料收集则按事先设计的提纲进行。

（2）力求客观性：研究人员在收集资料的过程中要按照统一的标准来判断,不能受个人及研究对象的主观因素影响,收集的资料必须具有科学性与客观性;然而在定性研究的资料收

集过程中,则强调研究人员的主观决策。但研究人员也不应将个人信仰与情感等问题掺杂其中,而应当以科学的、客观的态度站在中立的立场上来判断和决策。

（3）避免霍桑效应：霍桑效应是指研究对象如果知道正在参与研究而有意识的改变自己的反应或行为。霍桑效应会使资料的准确性和可靠性受到影响,特别是在干预性的研究当中,影响会更大。所以,在资料的收集与分析过程中,都应当注意避免该效应。

知识拓展

所谓"霍桑效应",就是指那些意识到自己正在被别人观察的个人具有改变自己行为的倾向。霍桑效应或称霍索恩效应,起源于 1924～1933 年间的一系列实验研究,由哈佛大学心理专家乔治·埃尔顿·梅奥教授为首的研究小组提出此概念。"霍桑"一词是美国西部电气公司坐落在芝加哥的一间工厂的名称,是一座进行实验研究的工厂。实验最开始研究的是工作条件与生产效率之间的关系,包括外部环境影响条件（如照明强度、湿度）以及心理影响因素（如休息间隔、团队压力、工作时间、管理者的领导力）。

（4）定量与定性：定量法收集资料必须用数字将研究方案中的资料量化,使这些资料可以被测量和统计研究。结构式资料大多数采用这种定量方法收集而来。例如患者对健康的关注程度用定量法应将资料转化为数据形式以便进行统计分析及研究,如从 1 分＝不担心,2 分＝有时担心,3 分＝经常担心,4 分＝一直很担心。定性法收集资料则往往收集半结构式与非结构式的资料,需要将资料进行重新表述、归纳与分析。例如,可以将患者对健康的关注程度进行描述、总结。患者对自己的健康问题非常关注,经常通过观看一些保健节目和杂志来了解有关疾病知识,并且每年定时体检。

（5）伦理问题：在收集资料前整体研究方案应当通过医学伦理委员会的审查,在护理研究过程中研究人员应当充分尊重研究对象的知情同意权、自主决定权、隐私权、匿名权和保密权等,尽量保护其合法权利。

（6）研究人员：研究人员的工作态度和工作方法对于资料的收集至关重要。研究人员应以科学、严谨和客观的态度来收集资料,除此以外还应当注意在收集的过程中,特别是在半结构式与非结构式资料的收集时,尽量使霍桑效应减小到最低程度。收集资料前可对研究人员进行适当的培训,例如资料的记录、交谈时的语气、沟通的技巧等。

二、问　卷　法

问卷法又称"问卷调查法"或"书面调查法"。用书面形式间接搜集研究材料的一种调查手段。通过向调查者发出简明扼要的征询单（表）,请示填写对有关问题的意见和建议来间接获得材料和信息的一种方法。

1. 适用范围　　问卷法可应用于以人为研究对象的不同研究设计,包括横断面调查、实验性或类实验性研究。由于问卷法自身的特点和局限性,问卷法也有其自身的适用范围。由于问卷法使用的是书面问卷,问卷的答案有赖于调查对象的阅读理解能力和书写能力。它要求被调查者首先要能看懂调查问卷,能理解问题的含义,懂得填写答案的方法。而在现实生活中,并不是所有人都能达到同样的文化程度,因此问卷法的调查对象需要具有一定的文化水平。

2. 问卷的发放方式

（1）小组问卷法：是把研究对象组织集中起来填写问卷的方法。研究人员需提前对被调查的要求、范围、意义等进行简要的说明,并解答研究对象在填写问卷过程中所遇到的问题和疑问,由研究对象当场收回。小组问卷法比邮寄问卷法更能保证问卷填答的质量和回收率,因为研究人员在现场进行解释和说明,并解答研究对象的疑问,所以研究对象错答和误答率下降,回收率也高;小组问卷法比个人问卷法更

节省时间、人力,效率较高。但是,众多的研究对象集中起来,容易相互干扰,有时不利于个人表达特定看法,使得研究结果发生偏倚。

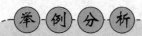

　　拟对某大学大一新生的心理健康状态进行问卷调查时,可以先同该大学管理人员进行联系,以取得支持和帮助。再将所抽取的调查对象集中起来(或分批集中起来)。将调查问卷同时发给每一个研究对象,研究人员对调查的范围、意义、要求等等进行简要说明,由研究对象当场填答问卷并收回。

　　(2) 个别问卷法:是问卷法中最常用的一种,通常用于社会调查的资料收集。研究人员将编制好的问卷逐一发放到调查对象手中,同时说明调查的目的、要求和意义,请他们配合填写,并约定收取的时间、地点和方式。个人问卷法能节省时间、经费和人力,可以保证比较高的回收率;调查可以减少研究人员所带来的某些偏差,具有一定的匿名性。研究对象有比较充分的时间对问卷进行阅读和思考,还可以在方便的时候进行填答。个别问卷法较好地处理了调查的质量与数量之间的关系。如调查胃溃疡患者的饮食情况,可采用个别问卷法由研究人员将问卷发送到明确诊断为胃溃疡的患者手中,讲明调查研究的目的、意义和要求,让患者在住院期间或门诊就医期间填写,完成后由研究人员收回。再如护理学专业毕业生择业倾向调查中,研究人员将问卷发送到每一位大学生手中,请他们当场填答后收回。

　　(3) 邮寄问卷法:又称"邮寄调查法",指将事先设计好的调查问卷,通过邮政系统寄给被调查者,由被调查者根据要求填写后再寄回,是问卷调查中一种比较特殊的调查方法。标准的邮寄问卷应包括首页、问卷正文、写明回寄地址以及贴足邮票的信封三大部分组成。研究人员在使用邮寄问卷法时,应该注意以下几个方面。

　　1) 封面及信的内容不要采用命令式的语气,而且应该简明、短小、言简意赅。

　　2) 慎重说明研究的目的、意义及研究对象的权利。尽可能采用比较正式的、非盈利性的、给人以信任感和责任感的身份。通过这种身份的影响,使研究对象确信调查的合法性和价值,从而使研究对象愿意填答并寄回问卷。

　　3) 不要在重大的节假日或比较特殊的活动和事件之前给研究对象寄问卷,防止影响填答及寄回问卷。

　　4) 在一定时间内尚未收回问卷者(2~3周左右),可再次寄信或电话提醒研究对象,在信中有时应再寄一份问卷,以防研究对象遗失前一次的问卷。

　　该方法的主要优点为:① 费用低;② 调查空间范围大。③ 可以给予被调查者相对更加宽裕的时间作答,问卷篇幅可以较长,并且便于被调查者深入思考或从他人那里寻求帮助,可以避免被调查者可能受到调查人员的倾向性意见的影响;④ 匿名性较好,所以对于一些人们不愿公开讨论而市场决策有很需要的敏感性问题,邮寄调查法无疑是一种上选方式;⑤ 适用于从那些难以面对面访问的人远离获得信息,包括由于"看门人"(门卫、保安、秘书)阻碍无法进行面对面访问的人和封闭式社区的居民。但其主要缺点为:① 问卷回收率低;② 回收期长,时效性差;③ 缺乏调查对象的控制;④ 由于问卷或许是由指定地址之外的其他人填写,可能会出现错误的答复或不真实信息。

　　(4) 网络问卷法:又称"网络调查法",是通过互联网、计算机通信和数字交互式媒体,按照事先已知的被调查者的 E-mail 地址发出问卷收集信息的调查方法。网络调查的大规模发展源于 20 世纪 90 年代。网络调查具有自愿性、定向性、及时性、互动性、经济性与匿名性。其主要优点为组织简单、费用低廉、客观性好、不受时空与地域限制、速度快。主要缺点为网民的代表性存在不准确性、网络的安全性不容忽视、受访对象难以限制。网络调查法是一种新兴的调查方法,它的出现是对传统调查方法的一个补充,随着我国互联网事业的进一步发展,网上调查将会被更广泛地应用。

　　3. 采用问卷法收集资料的步骤　　问卷法收集资料需要按照一定的步骤进行,包括确定目标人群、抽取研究对象、伦理审查、发放问卷、填写问卷、资料核对、输入数据库、录入核对和数据分析。

　　4. 国外量表的引进和应用　　在问卷调查的相关量表选择过程中,首选本国权威的已经广为应用的量表,在相关领域找不到合适的量表的情况下可以翻译或引进国外的量表。量表引进是个严谨的过程,在大范围应用之前要对量表做全面的检测,从而保证量表引进的质量。高质量的量表可以帮助护理人员准确评估患者的情况,指导护理实践、评价护理工作的效果,同时对护理服务质量具有监督作用。

5. 问卷的编制 问卷的编制可根据研究的目的进行文献查寻,寻找符合条件的现存问卷直接使用,包括现有的、公认的量表。但通常情况下,研究人员要根据研究目的对现存问卷进行一定的修改。如果没有合适的现存问卷,则需编制新的问卷。问卷编制时应事先考虑以下几个问题:指导语、问题的类型、问卷的内容、问卷的用词、问卷答案的设计、问题的排列方式等。

(1) 问卷编制的方法和步骤

1) 按心理测量学的原理,编写相关条目。编写各条目内容时应注意:① 保持语言简洁、清晰、直截了当;② 每个条目的文字应简洁明了,避免烦琐;③ 一个条目应只代表一个意思;④ 避免暗示答案;⑤ 避免与研究变量无关的陈述。

2) 将想要获取的信息或资料用恰当的形式表达,可采用评定量表、Likert 量表等格式。

3) 对问题进行整理归纳。

4) 估计问卷长度:一般用于成人的问卷,完成时间不应超过 30 分钟;针对儿童的问卷,完成时间不应超过 15 分钟。

5) 设计答案形式和评分:根据问题的性质,答案一般可采用两分制、四分制、五分制、七分制等形式分类并计分。

6) 润饰文字:问卷的文字应简洁、通顺、易懂,忌使用专业术语。① 首先要清晰地澄清想要得到的资料的性质;② 用词要适合被问者的文化程度;③ 尽量减少偏差,不要暗示答案;④ 处理敏感问题和个人资料的方法。

7) 将问卷的部分问题设计成反向提问的形式,并对该类问题作标记。

8) 问卷内容的排列顺序:问卷应从一般性的问题开始;第二层进入实质性的问题;敏感的问题一般放在问卷的最末。

9) 编写指导语:问卷前应有简短的指导语。

10) 通过相关专家对该问卷初稿的评价,评定问卷的内容效度。

11) 对问卷信度和效度的测定。

12) 问卷预试验。

(2) 问卷问题的类型

1) 开放性问题:没有预先设定好的答案,需根据研究对象当时的具体情况回答。优点:比较灵活,能调动被调查者的积极性,使其充分自由地表达意见和发表想法;对于调查者来说,能收集到原来没有想到,或者容易忽视的资料。缺点:被调查者的答案各不相同,标准化程度低,资料的整理和加工比较困难,同时可能因为回答者问题的能力差异而产生调查偏差。

2) 闭合性问题:是指事先将问题的各种可能答案列出,由被调查者根据自己的意愿选择回答。优点:标准化程度高,回答问题较方便,调查结果易于处理和分析;可以避免无关问题,回答率较高;可节省调查时间。缺点:被调查者的答案可能不是自己准确表达的意见和看法;给出的选项可能对被调查者产生诱导;被调查者可能猜测答案或随便乱答,使答案难以反映自己的真实情况。

(a) 是非型问题:又称两分制问题,用"是"、"否"的方式来回答问题。

如:你失眠么?

A. 是   B. 否

(b) 多选型问题:一般提供 3 到 7 个答案选项,适合于收集研究对象的意见、态度等方面的资料。

如:在手术前,您出现紧张、焦虑的原因有哪些?(可以多项选择)

A. 害怕疼痛   B. 医护人员的态度

C. 担心手术过程   D. 担心预后效果

E. 担心手术费用

(c) 检核表型问题:是由几组名词、形容词或陈述句所组成的一览表,就某一主题进行研究讨论。要求研究对象将表中所列的内容与自身的行为进行逐一对照,将符合要求或者与自身特征相吻合的项目挑选出来。

(d) 等级评分式问题:要求研究对象对某一事物进行程度上的评定,可用文字、数字、线段等表现。

知识拓展

表6-1　焦虑自评量表(SAS)

指导语:下面20项文字,请仔细阅读每一项,把意思弄明白。然后根据您最后一周的实际情况在适当的方格里打"√"。每一项文字后有4个方格,表示:A.没有或很少时间;B.少部分时间;C.相当多时间;D.绝大部分或全部时间。

	A	B	C	D
1. 我觉得比平常容易紧张和着急				
2. 我无缘无故感到担心害怕				
3. 我容易心烦意乱或感到恐慌				
4. 我觉得我可能将要发疯				
*5. 我感到事事都很顺利,不会有倒霉的事情发生				
6. 我的四肢抖动和震颤				
7. 我因头痛、颈痛和背痛而烦恼				
8. 我感到无力而且容易疲劳				
*9. 我感到平静,能安静坐下来				
10. 我感到我的心跳很快				
11. 我因阵阵的眩晕而不舒服				
12. 我有阵阵要晕倒的感觉				
*13. 我呼吸时进气和出气都不费力				
14. 我的手指和脚趾感到麻木和刺激				
15. 我因胃痛和消化不良而苦恼				
16. 我必须频繁排尿				
*17. 我的手总是温暖而干燥				
18. 我觉得脸发烧发红				
*19. 我容易入睡,晚上休息很好				
20. 我做噩梦				

注:20个条目中有15项是用负性词陈述的,按上述1～4顺序评分。其余5项(第5,9,13,17,19)注＊号者,是用正性词陈述的,按4～1顺序反向计分。

表6-2　抑郁自评量表(SDS)

指导语:下面有二十条文字,请仔细阅读每一条,把意思弄明白。然后根据您最近一周的实际情况选择适当的选项,每一条文字后面有四个选项,表示:A从无或偶尔;B有时;C经常;D总是如此。

	A	B	C	D
1. 我感到情绪沮丧、郁闷				
*2. 我感到早晨心情最好				
3. 我要哭或想哭				
4. 我夜间睡眠不好				
*5. 我吃饭像平常一样多				
*6. 我的性功能正常				
7. 我感到体重减轻				
8. 我为便秘烦恼				
9. 我的心跳比平时快				
10. 我无故感到疲乏				
*11. 我的头脑像平常一样清楚				
*12. 我做事情像平常一样不感到困难				
13. 我坐卧难安,难以保持平静				
*14. 我对未来感到有希望				
15. 我比平时更容易激怒				
*16. 我觉得决定什么事很容易				
*17. 我感到自己是有用的和不可缺少的人				
*18. 我的生活很有意思				

(续表)

	A	B	C	D
19. 假若我死了,别人会过得更好				
*20. 我仍然喜欢自己平时喜欢的东西				

注:＊为反向计分。

　　结果分析:若为正向评分,粗分依次为1,2,3,4。反向评分则为4,3,2,1。将20个选项的得分相加便得到粗分,用粗分乘以1.25得到标准分,取整数部分。中国常模为SDS总粗分正常上限为41分,标准总分的正常人上限为51分。分数越高,抑郁程度越重。

表6-3　医院工作满意程度调查表

　　以下从0到6表示患者对护理工作的满意程度。0表示最不满意,6为最满意,请问您对该医院护理工作的满意程度处于哪一个级别点上,在相应的表格内打"√"。

项目/得分	0	1	2	3	4	5	6
导医服务							
治疗护理							
服务态度							
病区环境							

　　(3) 问卷编制的注意事项

　　1) 问卷中所提的问题,应围绕研究目的来编制,力求简单、明了,含义准确。不要出现双关语,避免片面和暗示性的语言。如"如白衣天使一样的职业是护士,你喜欢护理职业吗?"

　　2) 问题不要超过被调查者的知识、能力范围。

　　3) 问题的排列要有一定的逻辑次序,层次分明。问卷的目的、内容、数据、卷面安排标准答案等都要认真地推敲和设计。

　　4) 为使调查结果更为客观、真实,问卷最好采用匿名回答的方式。

三、访 谈 法

　　访谈法是指研究人员通过与研究对象"面对面"地进行有目的的访谈而获得准确可靠的研究资料的方法。因研究问题的性质、目的或对象的不同,访谈法具有不同的形式。根据访谈进程的标准化程度,可将它分为结构式访谈、半结构式访谈和非结构型访谈三种。在此仅对其进行简要介绍,具体参见质性研究相关章节。

　　1. 适用范围　　访谈法收集信息资料是通过研究者与被调查对象面对面直接交谈方式实现的,具有较好的灵活性和适应性。访谈广泛适用于教育调查、求职、咨询等,既有事实的调查,也有意见的征询,更多用于个性、个别化研究。

　　2. 类型

　　1) 结构式访谈法:研究人员严格按事先准备好的书面程序进行会谈的一种方法。

　　2) 非结构式访谈:以开放式问题的形式询问一个或几个范围较广的主题,是一种自然的交谈,一般不对场所进行挑选。

　　3) 半结构式访谈:研究人员按一份事先准备的会谈大纲进行访谈。

　　3. 访谈问题的设计　　设计会谈问题的原则是从广泛的、普通的问题开始,逐步过渡到具体的、敏感的问题。

　　4. 访谈者的培训　　若有多名研究人员,在正式通过会谈法收集资料之前,必须对研究人员进行培训,以避免人为的偏差。

　　5. 访谈的准备与记录

　　(1) 访谈的准备:预约选择合适的时间和场所。

　　(2) 访谈的技巧:在会谈过程中,人际间的互动关系对会谈的进展起着决定性的作用。

（3）访谈的记录：会谈的记录可分为现场记录、随后记录、现场录音等方式。

6. 访谈法的优点与缺点

1）优点：① 应答率高，大多数人均能较好地配合该方法。② 适用范围广。③ 能及时解决资料收集中容易出现的模糊、混淆等问题，特别是在访谈法的应用过程中。可以获得比较深入、完整的资料。研究人员可以很好地控制提问顺序。能获得计划之外的新信息及资料。

2）缺点：① 要花费较大的人力物力及时间。② 易产生霍桑效应，研究对象可能会因为参与研究而有意改变自己的行为，容易造成结果的偏差。③ 资料的质量容易受人际关系之间的互动影响。

四、观 察 法

观察法是指根据研究目的，运用一定的原理和工具，直接认识或有针对性地了解正在发生、发展和变化的现象或事物，通过仔细观看和认真考查，以获得第一手资料的方法。观察法要求观察活动具有目的性、计划性和系统性，研究人员对所观察到的事实应做出实质性和规律性的解释。因为观察法也属于质性研究的主要方法，在此仅作简要介绍，在质性研究中进行重点介绍。

1. 观察法的分类

（1）按观察结构进行分类：可分为结构式观察法和非结构式观察法两种类型。主要的区别是结构式观察法有现成的、正式的记录格式，而非结构式观察法无正式的记录格式。

1）结构式观察法：指观察者事先设计好观察的内容和项目，制定出有关观察表格，并在实际观察活动中严格按照其进行观察记录。结构式观察法的观察结果通常可用来验证假设，其优点是观察者确定范围、项目，并借用工具及设备，对被观察者行为作详细而正确的记录，其缺点在于观察者不完全能够适应一般实际生活情况。结构式观察法的要素有：① 明确观察目标和内容；② 对观察内容作操作性说明；③ 观察人员的培训；④ 观察者和被观察者的互动关系；⑤ 对分类系统及观察记录表格进行预实验，并根据结果作适当的调整。

2）非结构式观察法：一般称为参与观察法，指研究者加入所要研究的团体中实地观察，但不作有计划的控制，也不运用任何工具。此方法相比结构式与半结构式观察法有要求不严格、内容不精确的缺点。非结构式观察法收集资料的步骤如下。

（a）观察的方法：首先收集一些所观察场景环境特征方面的资料，如病房的环境、布局，护理人员的组织结构图等，然后去寻找观察的重点。

（b）记录的方法：通常为现场笔记或日记的方式，将情境过程记录下来，或事后回忆记录有关资料，同时进行相应的整理和分析。

（2）按观察情形分类：可分为自然观察法和标准情形观察法。

2. 观察者与被观察者的互动关系

（1）参与性观察者：观察者作为参与者进入观察领域，但其活动以观察为主，参与为辅。

（2）局外观察者：观察者经正式介绍后进入观察领域，但不参与被观察者的活动。

（3）完全参与者：观察者完全以参与者的身份进入观察领域。为减少人为造成的"不自然"性并保证观察结果的真实性，以第三、四种互动关系较好。

（4）观察性参与者：观察者作为参与者进入观察领域，其活动以参与为主，观察为辅。

4. 观察法的优缺点

（1）优点：① 适合于对行为、活动的研究：对于一些不能直接访问或不便访谈的对象，如婴儿、昏迷者、精神病患者等的行为和病情，适合于通过观察法直接或间接获取资料；② 能提供深入的资料。

（2）缺点：① 霍桑效应：被观察者可能因为知道被观察而有意改变自己的行为，造成结果的偏差；② 伦理问题；③ 需要的时间较长；④ 资料的主观性带来的偏差：观察结果受观察者的主观判断能力和分析能力的影响较大，因此观察法具有相当的主观性，尤其是非结构式观察法。

五、生物测量法及档案记录法

1. 生物测量法　　生物测量法是指护理研究者利用特殊的仪器设备和技术测量出准确、客观的数据资料的方法。该方法常常与访谈法或观察法共同应用,以收集到更为详细和全面的资料。如选用相应的工具测量血压、体温、血糖、白细胞计数等来收集护理研究所需要的数据。

(1)使用方法:护理研究人员在使用测量法时,需要与专业人员进行合作,力求多采用先进的仪器和技术,并考虑影响资料收集的相关因素,如研究经费是否充足;是否需要对工作人员进行培训;所选用的测量工具是否安全;是否熟练掌握仪器的使用方法等。

(2)优点和缺点

1)优点:可以获得准确、客观的资料,可信度高。

2)缺点:不适用于收集研究对象的社会、心理方面的资料。

2. 档案记录法 档案记录法是指通过查阅相关档案和记录来获得研究资料的一种方法。

(1)使用方法:护理研究人员可以根据研究目标,确定需要的研究资料,在得到有关部门的批准之后,查阅相关的档案和记录。资料可以来源于医疗和护理工作记录、健康检查资料、疾病报告、专题疾病的调查等。

(2)优点和缺点

1)优点:自主选择性较强,花费经费较少,不需要研究对象合作,无霍桑效应。

2)缺点:可能涉及伦理问题,需要研究人员注意保密性。

六、二手资料收集法

1. 二手资料的概述 在公共卫生和护理领域,二手资料是相对于一手资料(亦称原始资料)而言的,是指那些以前收集好的而且通常已经使用过的资料,这些资料既包括那些过去的调查研究资料,也包括那些不一定与当前问题有关的历史资料。二手资料的收集方法称文献调查法。文献资料分为原始记录和次级资料两大类。

2. 二手资料的来源

(1)公共卫生与护理学书籍期刊,公开出版的各类书籍。

(2)调查或普查所获得的数据,包括人口普查、居民健康调查及各种行政管理记录。

(3)媒介来源,各类媒体,特别是行业杂志和报纸提供的新闻报道。

(4)图书馆参考资料,如索引、年鉴、文献库等,可通过借阅复印等方式获得。

(5)专业数据提供商,指一些专门从事数据收集、加工和买卖的机构,这部分的资料可以通过付费购买或会员制订阅等方式获得。

(6)互联网搜索引擎,如百度,谷歌等,可以进行分类搜索或关键词搜索。

(7)国家统计局及地方各级统计机构定期发布的各类统计公报和年鉴。

(8)护理行业协会提供的行业信息公报。

(9)各类大学研究机构、情报中心。

3. 二手资料的优缺点

(1)优点

1)容易获得和低成本:二手资料收集法组织起来也比较容易,而且比实地调查法更省时、省力,某些资料只需简单的加工,同时也为实地调查打下基础。

2)受到各种影响因素小:二手资料收集既不会受调查者的主观情感判断的影响,也不会出现实地调查中,因被调查者的阅历参差不齐,情绪不佳等造成的错误结果。

3)可以克服时空条件的限制:二手资料的收集既可以获得现实资料,又可以获得实地调查所无法取得的历史资料;既能获得本地范围内的资料,还可以借助于报刊、杂志及互联网等,收集其他地区的资料。尤其是在做国际市场调查时,由于地域遥远、市场条件各异,采用二手资料收集非常方便。

(2)缺点

(1)滞后性和残缺性:二手资料收集所获得的资料总会或多或少地落后于现实,特别是印刷文献资料;而且进行文献调查往往很难把所需的文献资料找齐全。加工、审核工作较难。

(2)对调查者的专业知识、实践经验和技巧要求较高:二手资料收集要求调查人员有较广的理论知识、较深的专业知识及技能,否则难以加工出令人满意的资料。

（3）很难判断数据质量：由于数据分析者没有参与策划和执行数据收集的过程，研究者本人不知道数据收集是如何完成的，所以很难判断其质量如何。

4. 二手资料的收集与分析　　对所收集到的数据做适当的处理和解释，使之成为护理研究的依据。因此，对二手数据的收集和处理是有严格要求的，最基本的要求是：真实性、及时性、同质性、完整性、经济性和针对性。二手数据就是在当前研究展开之前存在的数据，因此这些数据在不同程度上都存在时效性的问题。而所收集的数据越新，则时效性越强。

（1）收集的步骤

1）明确想要研究的问题。

2）详细说明想要研究的人群。

3）详细说明研究中其他的变量。

4）详细说明对研究最有帮助的数据类型。

5）通过检索 MEDLINE 或 PubMed 等数据库去了解其他的研究者已经引用过的数据集，或者寻求其他研究人员的建议等途径，获得数据集相关信息。

6）选择完数据后检查想要使用变量中的问题，例如是否有遗失数据或越界值。

7）根据二手数据的来源，可将其分为内部二手数据和外部二手数据。其中内部二手数据又可分为直接可用的数据和需要进一步整理才能使用的数据。外部二手数据可以有多种不同的分类方法，这里将其分为公开的资料、计算机数据库和辛迪加数据。

（2）二手资料的分析

1）资料收集完后，在使用二手资料之前，一定要对其可信度进行评价。通常会从以下几个方面对二手资料来进行评价：① 研究的目的是什么？② 资料是谁收集的？③ 数据是如何获得的？④ 与其他资料的一致性如何？

2）辨别所收集到的资料与所需资料的差别：第二手资料或许只能满足课题的一部分信息需要，因此原始资料的收集目的就是填补这个差别，满足那些剩下的信息要求。

第二节　研究工具性能的测定

收集资料时，常常要使用到如前面所讲的问卷、测量仪器或量表等研究工具。这些研究工具的好坏会直接影响到所收集资料的准确性和可靠性。因此，评价一项研究工作的科学性，首先应对其所使用的研究工具的质量进行评价。在护理研究中，信度和效度是用来反映研究工具质量高低的两个最常用和最重要的指标，要获得良好的科研结果，高信度和高效度的研究工具是必需的。

一、信　　度

1. 概念　　信度是指使用某研究工具所获得结果的一致程度或准确程度。当使用同一研究工具重复测量某一研究对象时所得结果的一致程度越高，则该工具的信度就越高。同时，越能准确反映研究对象真实情况的工具，其信度也就越高。稳定性、内在一致性和等同性是信度的三个主要特征。

2. 测量方法

（1）重测信度（稳定性）：研究工具的稳定性的大小常用重测信度来表达。

1）定义：是指用同一工具两次或多次测定同一研究对象，所得结果的一致程度。一致程度越高，则说明研究工具的稳定性越好，重测信度也就越高。

2）计算：重测信度用重测相关系数来表示，相关系数越趋近于1，则重测信度越高。具体做法是使用研究工具对研究对象进行第一次测试，隔一段时间以后对同一研究对象再使用同一研究工具进行测量，然后计算两次测量结果的相关系数，这个系数反映了研究工具重测信度的高低。实际工作中可利用SPSS等专业统计软件来计算相关系数，以提高工作效率，减少误差。

3）注意事项

（a）两次测量之间的间隔时间：原则是时间的间隔要足够长，长到使第一次的测量对第二次的测量结果不会产生影响,但是也不能太长以至于客观情况发生了转变。

(b) 所测量的变量的性质:由于重测信度的计算需要间隔一段时间再进行测量,因此当研究工具用于评估性质相对稳定的问题,如个性、价值观、自尊、生活质量、成人身高、生活习惯等变量时,可以用重测信度来表示研究工具的信度。而诸如测量态度、行为、情感、知识等性质不稳定变量的工具,则不宜使用重测信度来反映其稳定性的高低。

(c) 测量环境要一致:在进行重测时,应尽量保证第二次测量的环境与第一次测量的环境相同,以减少外变量的干扰。如相同的测试者、相同的测量程序、相同的测量时间以及相似的周围环境等。

(2) 内在一致性:是指组成研究工具的各项目之间的同质性或内在相关性。内在相关性越大或同质性越好,说明组成研究工具的各项目都在一致地测量同一个问题或指标,也就是说明工具的内在一致性越好,信度越高。如某问卷用于测量患者的焦虑程度,如果组成这个问卷的所有问题都是与焦虑有关的,则说明此问卷的内在一致性好、信度高,如果其中有一道或几道问题是用来评价患者的抑郁或其他情况的,则此问卷的内在一致性就差,信度便低。反映研究工具的内在一致性的指标有折半信度、Cronbach'α 系数与 KR-20 值等三种。

1) 折半信度:将组成研究工具的各项目(如组成一份问卷中的各个问题)分成两部分,分别加以计分,对这两个部分的数值进行相关分析,然后采用 Spearman-Brown 公式计算信度。折半方法常用的有前后折半法、奇偶折半法。

2) Cronbach'α 系数与 KR-20 值:折半信度主要的缺点是不同的折半方法会导致不同的结果。而 Cronbach'α 系数与 KR-20 值所计算的是工具中所有项目间的平均相关程度,避免了折半信度计算的缺点。KR-20 值是 Cronbach'α 的一种特殊形式,适用于二分制的研究工具,如回答"是"与"否"、"对"与"错"的研究。二者的计算较为复杂,可通过计算机来进行,如目前流行的统计分析软件 SPSS 即有 Cronbach'α 系数与 KR-20 值的计算程序。

(3) 等同性:是指两个相似的测量工具反映被测量对象真实状况的能力。等同性的计算也是进行相关分析。表示研究工具的等同性这一特征的指标为评定者间信度和复本信度。研究工具的等同性常在评定者间信度及复本信度下考虑:

1) 评定者间信度:即不同评定者使用相同工具,同时测量相同对象时,需计算评定者间的一致程度,即评定者间信度。一致程度越高,则该测量工具等同性越好,信度越高。

2) 复本信度:若两个大致相同的研究工具同时被用于研究对象,需测定研究结果的一致程度,即复本信度。

二、效　度

1. 概念　效度,即有效性,是指所测量到的结果反映所想要考察内容的程度,测量结果与要考察的内容越吻合,则效度越高;反之,则效度越低。如一个智力测验,若测验结果所表明的确实是受试的智力,而且量准了智力水平,那么这一智力测验的效度好;反之则不好。

2. 计算方法　效度也和信度一样,有多种检查和评估方法,可以用表面效度、效标效度和构想效度等指标来反映一个研究工具的效度。但是效度的好坏并不像信度那样易于评价,有些测量效度的方法并没有数字的依据。

(1) 表面效度:也称内容效度或逻辑效度,是指项目对预测的内容或行为范围取样的适当程度。即从表面上检查工具的性质。表面效度是最浅层次上的效度,属于一种直觉判断。如,教师为了了解学生在某一学科或某一课题上对知识的掌握情况,若时间许可,可以进行一个全面的考试,包含所有有关的内容,这显然行不通。于是,就从这一范围总体中选一样本,也就是从可能的题目中取样来编测验,根据测验分数推论学生在该范围总体的知识。若测验题目是这个范围的好样本,则推论将有效;若选题有偏差,则推论将无效。被试主观上认为测验是否测量了所要测量的心理特性。

(2) 效标效度:主要反映的是研究工具与其他测量标准之间的相关关系,相关系数越高,表示研究工具的效度越好,但它并未体现研究工具与其所测量概念的相符程度。效标效度又称实证效度,反映的是测验预测个体在某种情境下行为表现的有效性程度。根据效标资料是否与测验分数同时获得,又可分为同时效度(实际士气高和士气低的人在士气测验中的得分一致性和预测效度两类)。

1）常用的效标

（a）学业成就：如在校成绩、学历、有关的奖励和荣誉、教师对学生智力的评定等，常作为智力测验的效标，也可作为某些多重能力倾向测验和人格测验的效标。

（b）特殊训练成绩。

（c）实际工作表现：是最满意的效标测量，为一般智力测验、人格测验和一些能力倾向测验的效标。

（d）精神病诊断。

（e）效标团体的比较：即找出两个在效标表现上有差别的团体，比较他们在测验分数上的差别。

（f）等级评定：是观察者根据测验欲测量的心理特质在被试身上的表现而作出的一种个人判断。

（g）先前有效的测验：一个新测验与先前有效的测验的相关也经常作为效度检验的证据。

2）效标效度的评估方法

（a）相关法：效度系数是最常用的效度指标，尤其是效标效度。它是以皮尔逊积差相关系数来表示的，主要反映测验分数与效标测量的相关。当测验成绩是连续变量，而效标资料是二分变量时，计算效度系数可用点二列相关公式或二列相关公式；当测验分数为连续变量，效标资料为等级评定时，可用贾斯朋多系列相关公式计算。

（b）命中率法：是当测验用来做取舍的依据时，用其正确决定的比例作为效度指标的一种方法。命中率的计算有两种方法，一是计算总命中率，另一种是计算正命中率。

（c）区分法：是检验测验分数能否有效地区分由效标所定义的团体的一种方法。算出 t 值后，便可知道分数的差异是否显著。若差异显著，说明该测验能够有效地区分由效标定义的团体，否则，测验是无效的。重叠百分比可以通过计算每一组内得分超过（或低于）另一组平均数的人数百分比得出；另外，还可以计算两组分布的共同区的百分比。重叠量越大，说明两组分数差异越小，即测验的效度越差。

（d）预期表法：是一种双向表格，预测分数排在表的左边，效标排在表的顶端。从左下至右上对角线上各百分数字越大，而其他的百分数字越小，表示测验的效标效度越高；反之，数字越分散，则效度越低。

三、国外量表的翻译和性能测定

近年来，随着中外护理交流合作的日益增加，我们的护理科研人员越来越多的引用国外的量表进行研究，这些量表有的是由护理以外其他领域的研究人员编制的，有的是国外的护理研究人员编制，因此，在翻译量表时要注意：翻译后的量表既要符合原文的原意，又要符合中国的文化背景，还要保证翻译后的量表具有较好的信度和效度。为达到以上效果，国外量表的翻译一般按照如下步骤进行：

1. 翻译　　翻译就是选择两个或多个有经验的翻译者，彼此独立地将外国语言的量表翻译成汉语。要求翻译者中文功底好，能熟悉原量表语言及其文化背景，能够准确地用通俗的词语表达原量表想要表达的意思。然后对翻译出来的版本进行讨论，最后形成一个大家共识的中文版本量表。

2. 回译　　回译就是请中、外文语言功底好，对原量表不知情的一位或多位翻译者将翻译成中文的量表再翻译回去。请双语专家对原量表与回译后的"新量表"进行细致的比较、分析，找出表面上看来不同的部分，对其中文版本中的对应内容进行相应的修改。反复使用回译技术，直到两个量表在内容、语义、格式和应用上相一致，最后请有关专家对修改后的中文版量表的表面效度进行评判。

3. 检测原量表与中文版量表之间的等同性　　寻找一定数量的双语样本（既懂中文又懂原语言的研究对象），然后对两量表之间的等同性进行检验。随后让研究对象这两种语言版本的量表进行回答，比较原量表与中文版量表各项目得分的相关性以及所得总分之间的相关性。二者相关程度越高，表示两个版本量表的等同性就越好。但是在实际研究中获取双语研究对象的难度很大，因此，也可选取一定数量的只懂中文的研究对象进行预试验，以检测量表的内部一致性。通过预试验，了解中文版量表的文字是否符合中国人的表达习惯，是否通俗易懂等，同时也可进行量表的信度检测。

第三节　护理研究资料的整理

一、资料整理的原则

1. **真实性**　这是资料整理必须遵循的最基本原则。
2. **准确性**　事实要准确，数据要准确，事实材料不能含糊不清、模棱两可、互相矛盾。
3. **完整性**　反映某一社会现象的资料必须尽可能全面，如实地反映该现象的全貌，不能残缺不全。
4. **统一性**　各个调查指标要有统一的理解和解释，对调查指标的计算方法和计算单位也要统一。
5. **简明性**　整理后的资料要以简单、明确、集中的形式反映出来。

二、资料的分类

1. **定量资料**　定量资料也称计量资料、数值变量，是用仪器、工具或其他定量方法获得的定量结果，表现为数值的大小，一般有度量衡单位。如身高（cm）、体重（kg）、血压（kPa）、脉搏（次/分）都属于定量资料。

2. **分类资料**　分类资料也称定性资料、分类变量，其观察值是定性的，表现为互不相容的类别或属性，分为两种情况。

（1）无序分类

1）二项分类：如性别，分为男和女；患者的治疗结果分为治愈和未治愈；检查的结果可分为阳性和阴性等。

2）多项分类：如血型，分为 A、B、AB 和 O 型。这类资料的分析，应先分类汇总，计各类的观察单位数后编制分类资料的频数表。

（2）有序分类：如营养状况分为好、中、差，各类之间有程度上的差别，是半定量的观察结果，也称为等级资料。如某病患者的治疗结果分为治愈、显效、好转、无效四级。有序分类资料的分析，应先按等级顺序分类汇总，计观察单位数后编制等级资料的频数表。

3. **资料类型之间的转换**　实际研究中的资料类型是从研究的目的出发而定的。如测量每 10 个儿童的血红蛋白量（g/L），该资料属于定量资料；若按血红蛋白正常与否将这组儿童分为两类，则可按二项分类资料处理；若按贫血的诊断标准将血红蛋白含量分为五个等级，即重度贫血、中度贫血、轻度贫血、正常、血红蛋白增高，则可按等级资料处理。有时，等级资料也可数量化，比如将儿童营养状况好、中、差分别赋值为 3，2，1，则可按定量资料处理。

三、资料的审核

1. **调查表无回答的原因及处理**

（1）调查表无回答的原因

1）设计阶段：设计缺陷是产生无回答的间接原因。包括方案设计以及问卷设计两个阶段。在方案设计阶段，如果没有对目标总体进行深入地分析，将会导致实地调研阶段无回答的出现。例如，当目标总体包括较多农村患者，在实地调研时采用了邮寄问卷的调查方式，没有注意到这一总体的特殊性，造成样本的回答率不高。再如调查的主题是"女大学生心理健康程度"，调查的对象就是女大学生，发放的问卷的地点应选择较多女大学生出现的地方。在问卷设计阶段，如果没有把问题可能出现的各类答案考虑全面，也会导致实地调研阶段无回答的出现，如"不清楚"这一选项是否必要等。

2）调查阶段：绝大多数直接导致无回答的原因都在这一阶段出现。主要包括几种情形：找不到被调查者；被调查者拒绝合作；被调查者遗漏部分项目；调查人员工作不到位等。

3）整理分析阶段：这一阶段主要原因是工作人员粗心，遗漏被调查者资料所导致。由上面对无回答产生的分析可以看出：无应答的"种子"埋藏在调查的各个阶段。因此，对无回答进行预防以及处理应该贯穿调查始终。同时，由上面的分析也可以看出，某一样品的值能否得到是随机因素与一些确定因素共同作用的结果。这里的确定因素是被调查者的配合欲望，其一般与调查的内容很有关系。也就是与被调查者的值有很大关系，在个体之间通常具有较大的波动性。随机因素是指突然生病、不在家以及无意识遗漏等情况。

（2）调查表无回答的处理：如果是面对面的调查，出现调查表无回答的情况时在调查现场就可进行处理。如使用问卷法调查患者某方面的情况，患者填好问卷交给调查者时，调查者即可当时检查问卷中有无缺项、漏项、填写不符合要求之处，如果有这些情况存在可及时返回给患者，请患者修改、补全，以保证问卷的质量和有效性。如果所缺项目是非常重要的，甚至是必不可少的，那么就该把此调查表作为废表处理，弃之不用。

2. 核对检查调查表中的错误信息

（1）统计检查：许多数据都有统计学规律，例如数据结尾。如：要求身高数据精确到毫米单位，那么从 0～9 都有同等的机会出现在身高数值的毫米位置上，不应该都是 0 和 5 结尾的。

（2）专业检查：从专业的角度来发现和纠正错误。如在有些调查表中出现男性患者患有子宫颈癌、子宫肌瘤等妇科疾病时，该信息一定错误，所以这些数据应该作废。

（3）人工检查：人工检查是由科研人员对调查表或调查问卷逐份作检查，缺点是如果要检查的数量很多，难免查得不够仔细；优点是可以运用人的专业知识和各方面的知识对资料作全面的检查。

（4）计算机检查：将原始数据录入计算机后，可通过计算机对全部资料进行检错。另外也可通过两变量间的关系来进行检错，即检查数据内违背一致性的记录和变量值。

3. 拟定分析表

（1）分析表的概念：分析表是对原始资料进行归组的表格，也是提供分析资料的过渡性表格，它是按一定分组要求设计的，可表达资料的分配情况和内部结构，是初步显示各项间的联系的一种统计表。分析表设计好后，应将大量的原始数据以对号入座的形式分配到各组中去，这样就把分散的资料集中起来了，把此过程称为资料的归纳汇总。

（2）资料归纳汇总的方法：传统方法是手工归纳，对于数据量很小时可以运用。近年来，随着计算机工具和统计软件在医学科研中的广泛应用，大量的医学科研资料、纷繁复杂的数据信息等都可以通过计算机编码，应用相关的统计学软件对科研结果进行统计学的处理。比如最常用的软件有 SPSS 统计包，SAS 统计包等，这些软件都可进行统计图表的绘制、计算指标以及运用统计学方法进行统计推断等。

四、资料的分组整理

1. 对资料进行分组的目的　对资料进行分组的目的是使资料进一步系统化，将同质资料集中在一起，不同质的分开，把组内的共性、组间的差异性或相似性显示出来，从而认识它们之间的矛盾，表明事物的本质与规律。

2. 资料合理分组的要素

（1）研究目的：如研究目的是比较年龄对某项指标的影响，应该按照年龄段进行分组。

（2）资料的性质：通常计数资料按事物属性分组；计量资料按量的大小分组；等级资料按等级级别分组。

（3）样本含量的大小：大样本的类比划分要细；小样本的类别划分则应该粗。

（4）统计分析方法：如研究住院患者焦虑状况和年龄间的关系，如果统计方法采用相关分析，则年龄和焦虑状况可按实测值整理；若采用列联表检验，焦虑状况则可根据分值分成焦虑和不焦虑两类。

3. 资料分组的方法

（1）按标志的不同表现形式分组：分为类型分组和数量分组。

1）类型分组：将同质的对象按其性质、特征或类别进行归类分组。

2）数量分组：按被研究对象的数量大小来分组，从量的变化分析事物的差别和规律。

（2）按分组标志的个数分组：分为简单分组和复合分组。

1) 简单分组:只按一个标志分组。

2) 复合分组:采用两个或者两个以上的标志结合起来分组。

4. 分组的程序

(1) 选择分组标志。

(2) 选择分组方法。

(3) 确定组数:组数即组段数,符号为 k,组数的多少取决于研究目的、资料性质和观察单位的多少。对于数量分组,通常以 7~15 个组段为宜。分组太粗难以揭示事物的变化规律,分组过细则使以后统计分析时计算较烦琐。

(4) 划分组距:组距即各组的上限与下限之差,符号为 i。

(5) 确定组限:组限是上下限的统称。当组数和组距确定后,应取整数值或方便数表明各组的组限。表示方法为半开半闭区间的形式,各组段只写明下限值,而不标出上限值,如 0~、15~、30~。

小　结

1. 护理研究中常用的收集资料的方法 $\begin{cases}\text{问卷法}\\\text{访谈法}\\\text{观察法}\\\text{生物测量法}\\\text{二手资料分析法}\end{cases}$

2. 信度:是指使用某研究工具所获得结果的一致程度或准确程度 $\begin{cases}\text{重测信度}\\\text{内在一致性}\\\text{等同性效度}\end{cases}$

3. 效度:即有效性,是指所测量到的结果反映所想要考察内容的程度,测量结果与要考察的内容越吻合,则效度越高;反之,则效度越低 $\begin{cases}\text{表面效度}\\\text{效标效度}\end{cases}$

4. 重测信度使用的注意事项 $\begin{cases}\text{两次测量之间的间隔时间要足够长}\\\text{由于重测信度的计算需要间隔一段时间再进行测量,因此当研究工具用于评估性质}\\\text{　相对稳定的问题,如个性、价值观、自尊、生活质量、成人身高、生活习惯等变量时,}\\\text{　可以用重测信度来表示研究工具的信度。而诸如测量态度、行为、情感、知识等性}\\\text{　质不稳定变量的工具,则不宜使用重测信度来反映其稳定性的高低}\\\text{测量环境要一致:在进行重测时,应尽量保证第二次测量的环境与第一次测量的环}\\\text{　境相同,以减少外变量的干扰。如相同的测试者、相同的测量程序、相同的测量时}\\\text{　间以及相似的周围环境等}\end{cases}$

【思考题】

(1) 在编制问卷时需要注意哪些问题?

(2) 结构式观察法的过程包括哪些方面?

(3) 收集资料的方法有哪些?

(4) 简述设计收集资料的方案前应考虑的问题。

(5) 简述信度和效度的概念及类型。

(6) 简述科研资料的类型。

(张　瑜)

第七章 科研资料的分析

学习要点

- **掌握**：① 护理研究中统计学的基本概念；② 科研资料基本指标和统计图表的应用；③ 常用假设检验 t 检验、方差分析、χ^2 检验、相关回归分析。
- **熟悉**：① SPSS 软件绘制各种统计图表；② SPSS 软件进行假设检验的基本步骤；③ 正确解释 SPSS 软件结果。
- **了解**：各种假设检验的应用条件。

医学统计学是一门关于数据收集、整理、分析和解释的科学，已经广泛应用于护理科研中。结合专业知识正确运用统计方法充分挖掘数据中隐含的信息，可以恰如其分地做出理性的概括，写成具有一定学术水平的研究报告或科学论文，提高自身的科研素养。

统计学对科研资料的分析可分为两方面：① 统计描述：描述数据的分布规律和特征，如计算均数、标准差、几何均数、中位数、相对比、率、构成比等基本指标及绘制统计表格和统计图形。② 统计推论：比较特定指标差异和探讨相关因素。即当两个或多个样本计算得到的指标之间存在差异时，需要进行假设检验，以判断这种差异是由抽样误差所致，还是存在本质差异，常用的方法包括：t 检验、方差分析、χ^2 检验、秩和检验等；探讨相关或影响因素时，可采用相关分析、多元线性回归、Logistic 回归等。

护理研究中，统计学分析方法的选择与研究目的密切相关，在整理和分析资料时应首先明确分析目的和资料的类型，进而选择恰当的统计学分析方法，可按下列思路进行。

明确研究目的是什么？

↓

拟在文章中报告哪些方面的结果？

↓

分析目的是统计描述？比较差异？探讨相关因素？

↓

变量属于哪种类型的数据（计量/计数/等级）？

↓

根据分析目的和数据类型选择统计学分析方法

↓

根据统计结果得出统计结论

科研数据的整理与分析离不开计算机操作，而 SPSS 即"统计产品与服务解决方案"正是目前世界上公认的护理科研数据分析最实用的软件之一。其统计功能几乎包括医学界统计方法的所有项目，如变量值的平均数和差异度指标计算、相关与回归分析、方差分析、卡方检验、t 检验和非参数检验；也包括近期发展的多元统计技术，如多元回归分析、聚类分析、判别分析、主成分分析和因子分析等方法，并能在屏幕上显示如正态分布图、直方图、散点图等各种统计图表。因此我们这个章节在讨论护理研究常用的统计方法时一并介绍 SPSS 软件的使用步骤。

第一节 医学统计学的基本概念与 科研资料的类型

一、同 质

性质相同的事物称为同质,不同性质的事物或对象称为异质。调查对象中的同质性是进行研究的前提,也是统计分析的必备条件,缺乏同质性的观察对象是不能混在一起进行分析的。如不同年龄组男性身高不能计算其平均数,因为所得结果没有分析意义。

同质的事物之间的差别称为变异,就某一观察指标来看,各观察对象(亦称个体)之间也有差别,这种同质事物间的差别称为变异。例如,研究儿童的生长发育时,同性别、同年龄儿童的身高,高矮各不相同,称为身高的变异。

二、总 体 和 样 本

总体是根据研究目的所确定的同质观察单位的全体;样本是从总体中随机抽取的一部分个体。样本中所包含的个体例数称为样本含量。例如调查某医院 2013 年全体住院患者对医疗服务的满意度情况,则该医院 2013 年全部住院患者是一个总体,调查通过随机抽样的方法抽取了 1 000 名患者并用调查表得到不同的满意度得分可以构成一个含量为 1 000 的样本。

三、抽 样 误 差

由于总体中各个体之间存在着变异,因此从同一总体中随机抽取若干个体所组成的样本均数、样本标准差或样本率等,与相应的总体均数、总体标准差或总体率不一定恰好相等,这种样本指标与总体指标间、不同样本指标之间的差别称为抽样误差。一般来说样本含量愈大,抽样误差就愈小,用样本推断总体的精确度就愈高。当样本无限接近总体时,抽样误差就会逐渐消失。

四、频 率 与 概 率

在 n 次随机试验中,某种事件(现象)A 发生了 m 次,则比值为:

$$f = \frac{m}{n} = \frac{A 发生的试验次数}{试验的总次数}$$

事件 A 在这 n 次试验中出现的频率为 f, m 称为频数。$1 \geqslant f \geqslant 0$,频率常用小数或百分数表示。医学上通常所说的患病率、病死率、治愈率等都是频率指标。

在重复试验中,某种事件 A 的频率随着试验次数的不断增加将愈来愈接近一个常数,常用概率 P 表示,概率是描述某一事件发生的可能性大小的一个度量,其值在 0 和 1 之间。必然事件 $P = 1$;不可能事件 $P = 0$ 随机事件 $0 < P < 1$。$P \leqslant 0.05(5\%)$ 或 $P \leqslant 0.01(1\%)$ 称为小概率事件,统计学上认为不大可能发生。

五、科研数据的类型

1. 计量资料 对观察单位用定量方法测定某项指标所得数据。计量资料一般具有度量衡单位,如患者的身高(cm)、体重(kg)、血压(mmHg)、脉搏(次/min)、红细胞计数(10^{12}/L)。

2. 计数资料 先将观察对象按照某种属性或类别分类,然后清点各类所得观察对象例数多少的数据。计数数据无固定计量单位,如感染性疾病的抗原(阳性、阴性)、血型(A、B、O、AB)、性别(男、女)。

3. 等级数据　　将观察对象按某种属性的不同程序进行分类,进而计得各类观察对象的例数。如临床疗效研究中按痊愈、显效、有效、无效、恶化五类结果分别清点病例数。

第二节　常用的统计学分析

不同类型的科研数据分析都可以计算相对应的统计学指标和检验方法,在应用各种统计学指标或方法时,还应注意其适用条件和注意事项(图7-1)。

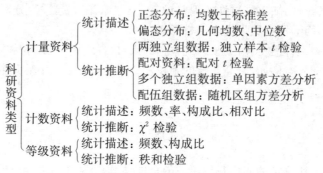

图7-1　不同科研数据类型的统计学分析方法

一、计量资料的统计描述

1. 表示一组变量值平均水平的指标

(1)均数:希腊字母μ表示总体均数,用$\overline{X}$表示样本均数。均数反映一组观察值在数量上的平均水平。其计算公式如下:

$$\overline{X} = \frac{X_1 + X_2 + \cdots + X_n}{n} = \frac{\sum X_i}{n} \tag{7.1}$$

$\sum X_i$表示对所有观察值$X_1, X_2, \cdots, X_n$求和。均数反映一组观察值在数量上的平均水平,适用于正态分布数据的平均水平的描述。

例7.1　10名20岁女青年血清总蛋白含量(g/L)如下:74.3,75.6,78.8,67.2,70.4,77.6,81.6,67.3,70.3,71.2　求其均数。

$$\overline{X} = \frac{74.3 + 75.6 + 78.8 + 67.2 + 70.4 + 77.6 + 81.6 + 67.3 + 70.3 + 71.2}{10} = 73.43(\text{g/L})$$

(2)几何均数:科研数据中抗体的滴度,细菌计数等,其频数分布呈明显偏态,各观察值之间呈倍数变化(等比关系)时宜用几何均数反映其平均增(减)倍数。几何均数一般用G表示,其计算公式如下:

$$G = \sqrt[n]{X_1 X_2 \cdots X_n} \tag{7.2}$$

例7.2　调查患者有5份血清抗体的滴度为1:2,1:4,1:8,1:16,1:32,求其平均滴度。

$$G = \sqrt[5]{2 \times 4 \times 8 \times 16 \times 32} = 8$$

(3)中位数:适用于科研数据呈偏态分布或分布形态不清楚时描述数据的集中趋势。中位数 M 是将一组观察值从小到大按顺序排列,位次居中的观察值就是中位数。

$$M = \begin{bmatrix} X_{[n+1]/2} & \text{当} n \text{为奇数} \\ [X_{n/2} + X_{n/2+1}]/2 & \text{当} n \text{为偶数} \end{bmatrix} \tag{7.3}$$

例7.3　9名沙门菌食物中毒患者的潜伏期(小时)为:2,5,9,12,14,15,18,24,60。求其中位数。

本例数据已按从小到大的顺序排列，$n = 9$，为奇数，则中位数为第 5 个数。

$$M = X_{[9+1]/2} = X_5 = 14$$

例 7.4 8 名杆菌痢疾治愈者的住院天数如下：4,9,10,12,14,20,24,61。求其中位数。

本例 $n = 8$，为偶数，资料已按从小到大的顺序排列，则中位数为：

$$M = [X_{(n/2)} + X_{(n/2)+1}]/2 = [X_4 + X_5]/2 = [12 + 14]/2 = 13$$

2. 表示一组变量值离散程度的指标

（1）极差（range，R）：即一组资料中最大值与最小值之差，反映个体的变化范围。极差大说明变异度大；极差小说明变异度小。

例 7.5 三组同性别、同年龄儿童的体重（kg）及三组资料的极差分别为：

$$\text{甲组} \quad 26 \quad 28 \quad 30 \quad 32 \quad 34 \qquad R_甲 = 34 - 26 = 8(\text{kg})$$
$$\text{乙组} \quad 24 \quad 27 \quad 30 \quad 33 \quad 36 \qquad R_乙 = 36 - 24 = 12(\text{kg})$$
$$\text{丙组} \quad 26 \quad 29 \quad 30 \quad 31 \quad 34 \qquad R_丙 = 34 - 26 = 8(\text{kg})$$

甲组的极差小，乙组的极差大，说明甲组的体重资料较为集中，而乙组的体重数据较为分散，即甲组的变异度小，而乙组的变异度大，这样甲乙两组在变异程度上的差别就反映出来了。

（2）标准差（standard deviation，S）：标准差是反映一组变量值离散程度的重要指标；标准差小，离散程度小，均数的代表性好。在临床上均数结合标准差估计一组变量的 95% 正常值范围可以表达为：$\overline{X} \pm 1.96S$；医学论文的数据描述中常用 $\overline{X} \pm S$ 的形式既表达的一组变量值平均水平又显示出这组数据的变异程度大小。标准差指标在统计推断中也可以计算标准误。标准差的计算公式如下：

$$S = \sqrt{\frac{\sum (X - \overline{X})^2}{n - 1}} \tag{7.4}$$

对例 7.5 中三组数据求出的标准差分别为：$S_甲 = 3.1623$ kg；$S_乙 = 4.7434$ kg；$S_丙 = 2.9155$ kg
$S_乙 > S_甲 > S_丙$，表示乙组儿童体重的变异程度大于甲组；甲组儿童体重的变异程度又大于丙组。可见标准差在描述观察值的变异度方面比极差指标要精确。

（3）变异系数（coefficient of variation，CV）：亦称离散系数，是标准差与均数之比，常用百分位数表示。

$$CV = \frac{S}{\overline{X}} \times 100\% \tag{7.5}$$

例 7.6 某地 20 岁男子 100 人，其身高的均数为 171.06 cm，标准差为 4.95 cm；体重的均数为 61.54 kg，标准差为 5.02 kg。试比较 100 人的身高和体重的变异度。

由于身高和体重的单位不同，不能直接比较标准差，而应比较其变异系数。

$$CV_{身高} = \frac{4.95}{171.06} \times 100\% = 2.89\%$$

$$CV_{体重} = \frac{5.02}{61.54} \times 100\% = 8.16\%$$

以上计算结果表明该地男子体重的变异程度大于身高的变异，说明身高数据比体重数据稳定。变异系数主要用于度量衡单位不同的几组数据间的比较和均数相差悬殊的几组数据间的比较。

常见计量数据平均数和变异度指标的计算采用 SPSS 软件的操作步骤见例 7.7 与例 7.8。

二、计数资料的统计描述

计数数据的变量值是定性分类的，常用的描述性指标是一些相对数，如率、比等。

处理这类资料，首先应根据分析要求将其观察结果按类别进行整理、汇总，并列出分类数据的频数表。再根据相对数的分子指标和分母指标的性质，选用其统计分析方法。我们现在以某单位 45 岁以上职工体检冠心病数据中体重指数 BMI 为 20～组中体检结果为例计算几种常用的相对数指标。

1. 相对比　甲指标、乙指标两个有关指标之比，说明甲指标为乙指标的若干倍或百分之几。

$$相对比 = \frac{甲指标}{乙指标}$$　　　　(7.6)

表 7 - 1 资料第(4)栏中　BMI 为 20～组的冠心病患者数与 BMI＜20 组患者数相对比计算如下：

表 7 - 1　某单位 45 岁以上职工冠心病患者数及其相对数

BMI (1)	体检人数 (2)	冠心病 发病数(3)	各组冠心病 相对比(4)	各组冠心病构成比 (％) (5)	各组冠心病患病率 (％) (6)
＜20	212	10	—	3.10	4.72
20～	661	57	5.70	17.65	8.62
24～	1 120	125	12.50	38.70	11.16
26～	825	112	11.20	34.67	13.58
28～	102	19	1.90	5.88	18.63
合计	2 920	323	—	100.0	11.06

RR＝57÷10＝5.7，表示 BMI 为 20～组的冠心病患者数是 BMI＜20 组患者数的 5.7 倍。

2. 构成比　说明一种事物内部各组成部分所占的比重或分布，常用百分数表示。

$$构成比 = \frac{某一组成部分的观察例数}{各组成部分的观察总例数} \times 100\%$$　　　　(7.7)

表 7 - 1 资料第(5)栏中各组冠心病构成比表示 BMI＜20、20～、24～、26～、28～组患者所占总患者数比重。注意各部分构成比之和为 1 或 100％。如 BMI＜20 组职工冠心病患者数占各 BMI 组患者的构成比为 10÷323×100％＝3.10％。

3. 率　作为频率指标用以说明某现象发生的频率或强度。常以百分率(％)、千分率(‰)、万分率(1/万)、十万分率(1/10 万)等表示。

$$率 = \frac{实际发生某现象的观察例数}{可能发生某现象的观察总例数} \times 比例基数(K)$$　　　　(7.8)

比例基数(K)根据需要选用，可以是 100％、1 000‰…，主要使算得的结果至少保留 1～2 位整数。如表 7 - 1 资料第(6)栏中 BMI＜20 组职工冠心病患病率为 10÷212×100％＝4.72％。

第三节　统计表与统计图

一、统 计 表

统计表是以表格的形式列出统计分析的事件及有关资料。

统计表的基本构成包括标题及编号、标目、线条及数字等。统计表的结构要求简洁，一张表一般只包括一个中心内容，使人一目了然；表的标目的安排及分组要层次清楚，符合专业逻辑。统计表绘制的基本要求如下。

1. 标题　概括地说明表格的主要内容，必要时要注明数据的时间和地点，标出本表在本章节中的序号。标题应写在表的上端中央。

2. 标目　统计数据研究的对象和指标的概括，标目内容有横标目与纵标目之分。横标目说明表中被研究对象及分组内容，作为表格的主辞。如果表中横标目只包含一个主辞则称为简单表(表 7 - 2)。如果横标目包含两个或两个以上的主辞则称为复合表(表 7 - 3)。纵标目说明横标目的各项统计指标，作为表格的宾辞。主辞和宾辞部分连贯起来能读成一句完整而通顺的话。如表 7 - 3 可读成某医院 2003～2010 年住院死亡患者中因恶性肿瘤死亡 758 人，占死因构成的 38.46％，死因中位列第 1 顺位。

表 7-2 某医院 2003～2010 年住院患者死因构成比及顺位(简单表)

死　因	死 亡 数	构成(%)	顺　位
恶性肿瘤	758	38.46	1
心脑血管系统疾病	43	21.87	2
损伤与中毒	289	14.66	3
呼吸系统疾病	185	9.39	4
消化系统疾病	70	3.55	5
泌尿生殖系统疾病	54	2.74	6
症状体征不明	54	2.74	7
传染病与寄生虫	39	1.98	8
神经系统疾病	26	1.32	9
围生期疾病	19	0.96	10
内分泌代谢系统疾病	15	0.76	11
其他	31	1.57	12
合计	1 971	100.00	

表 7-3 1984～1989 年 4 种论文分布情况(复合表)

杂志名称	篇　数	甲　类		乙　类	
		篇数	构成比(%)	篇数	构成比(%)
中华护理	222	102	12.1	120	14.3
实用护理	456	129	15.3	336	39.9
护士进修	75	35	4.2	40	4.8
护理学	80	55	6.5	25	3.0
其他杂志	840	521	61.9	319	38
合　计	1 682	842	100.0	840	100.0

3. 线条 统计表格的线条不宜过多,除上方的顶线、下方的底线以及指标下方及合计上方的分隔线外,其余线条一般可以省去。表的左上角更不宜有斜线。

4. 数字 表格数字一律用阿拉伯数字表示,同一指标的小数字数应一致,位次对齐。表内不宜留空格。暂缺或未记录可用"…"表示,无数字时用"—"表示,数字若是"0",则填明"0"。

5. 备注 一般不列入表内,必要时可用"＊"号标出,写在表的下面。

二、统 计 图

统计图是用点的位置、线条的长短或面积的大小等形式表达统计资料,它可直观地反映出事物间的数量关系。统计学中常用的统计图有条图、圆图、线图、直方图、散点图等。

1. 制图通则

(1) 根据数据性质、分析目的选择适合的图形(表 7-4)。

表 7-4 按资料性质和分析目的选用统计图形

图　形	资 料 性 质	分 析 目 的
普通线图	横轴为连续性数据,如年龄、时间等	线段升降表达事物的变化幅度
直条图	比较对象相互独立,如地区、单位等	直条长短表达数值大小
圆图	事件的构成比,如学历构成、死因构成	圆的扇形面积表达构成比
直方图	计量数据频数数据,如儿童身高、体重	直方面积表达组段的频数或频率
散点图	计量数据的双变量数据,如年龄与身高的关系	用点的密度和走势表达两变量间的相关和回归关系

（2）要有确切的标题和编号,标题及编号写在图的下方。

（3）图中横轴尺度自左而右,纵轴尺度自下而上,数值一律由小到大,等距或有一定的规律性地标注。条形图与直方图纵坐标应从 0 开始,要标明 0 点。纵横轴要有标目并注明单位。纵横坐标长度的比例一般约为 5∶7。

（4）在同一图形内比较几种不同事物时,须用不同的线条或颜色表示并附图说明(图 7-2)。

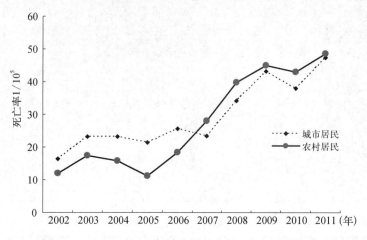

图 7-2　2002～2011 年城乡居民急性心肌梗死死亡率

2. 统计图的分类

（1）直条图:直条图是用等宽直条的长短来表示相互独立的各指标的数值大小。

采用 SPSS 软件制作直条图的步骤如下:建立数据库→点击"图形"菜单→旧对话框→条形图(图7-3)→本例选"复式条形图"→点击"定义"→选"其他统计量"→将"死亡率"置入"变量"框;将"年龄"置入"类别轴"框;将"地区"置入"定义聚类(B)"框(图 7-4)→确定,结果见图 7-5。

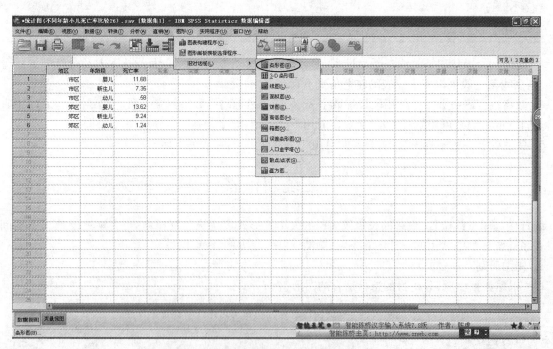

图 7-3　建立数据库并选择"条形图"菜单

（2）圆形图:用以表示全体事物中各部分的构成比大小。以圆面积为 100%,用圆的半径将圆面分割成多个大小不等的扇形来表达。

采用 SPSS 软件制作圆形图的步骤如下:建立数据库→点击"图形"菜单→旧对话框→饼图(图 7-6)→点击"定义"→选"变量和(S)"→将"死因构成比"置入"变量"框;"疾病名称"置入"定义分区"(图 7-7)→确定,结果见图 7-8。

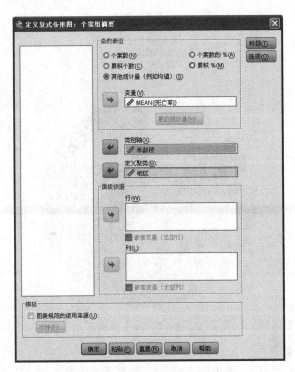

图 7-4　定义"条形图"对话框

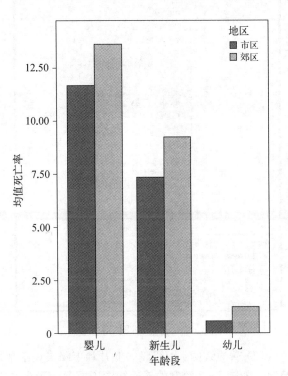

图 7-5　城乡不同年龄小儿死亡率条形图

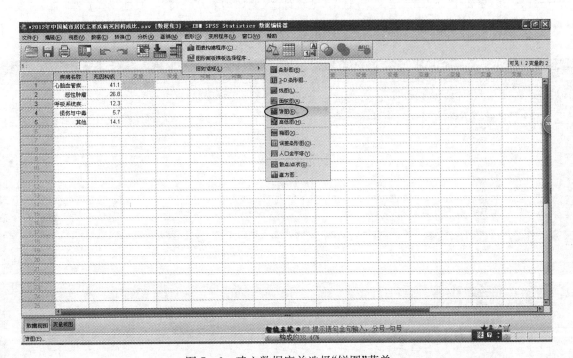

图 7-6　建立数据库并选择"饼图"菜单

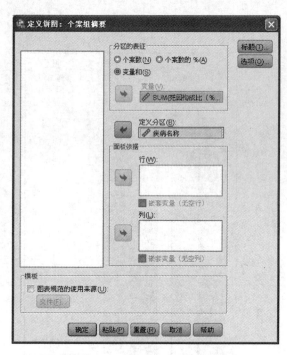

图 7-7　定义"饼图"对话框

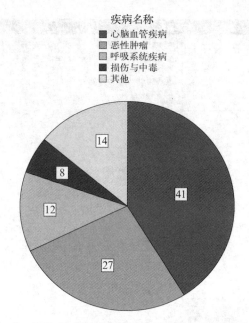

疾病名称
- ■ 心脑血管疾病
- □ 恶性肿瘤
- ▨ 呼吸系统疾病
- ■ 损伤与中毒
- □ 其他

图 7-8　2012 年中国城市居民主要疾病死因构成比(%)

（3）普通线图：用线段的上升和下降来表示某事物随时间的变化趋势，或某现象随另一现象变迁的情况。如图 7-2 绘制的普通线图说明我们国家自 2005 年以来心血管疾病死亡率有快速上升趋势，而且农村地区居民心血管病死亡率增加幅度明显高于城市。普通线图的横轴常用连续变量，纵轴多表示率、均数或频数。纵轴采用算术尺度应从 0 开始。

利用 SPSS 软件制作普通线图的步骤如下：建立数据库→点击"图形"菜单→旧对话框→线图（图 7-9）→选择"多线线图"→点击"定义"→选"其他统计量（例如均数）"→将"心肌梗死死亡率"置入"变量"框；将"年代"置入"类别轴"；将"地区"置入"定义线的方式"（图 7-10）→确定，结果见图 7-11。

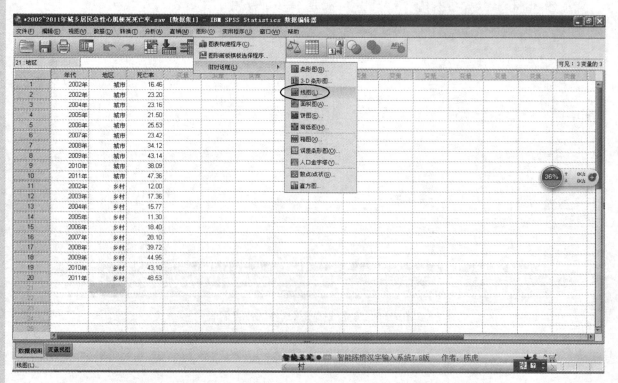

图 7-9　建立数据库并选择"普通线图"菜单

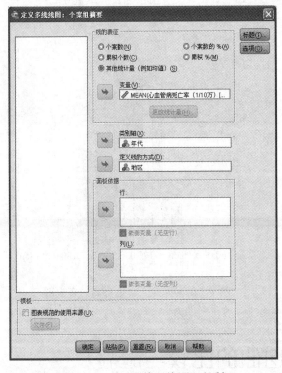

图7-10 定义"普通线图"对话框

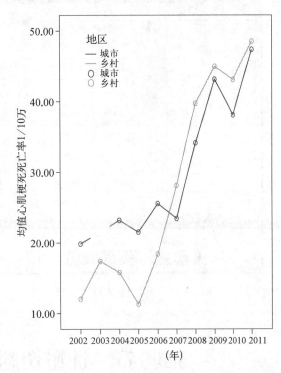

图7-11 2002～2011年城乡居民急性心肌梗死死亡率

（4）直方图：称为频数分布图，用长方形的高代表某组段频数，横轴为连续性变量组的测量值。频数分布图作为整理资料的一种基本形式常见于文献、科研报告、工作总结和统计报表中，是科研数据的分析前预处理的重要步骤。主要作用是检查资料的频数分布类型，如调查某地男性大学生的身高资料频数是以 172.7 cm 处最高，两侧对称性下降的正态分布图（图7-14）。这种对称性资料的分析可以计算均数、标准差并能对差异的统计学推断进行参数检验（u 检验、t 检验、F 检验等）。

采用 SPSS 软件制作直方图的步骤如下：建立数据库→点击"图形"菜单→旧对话框→直方图（图7-13）→将"身高（cm）"置入"变量"框（图7-13）→确定，结果见图7-14。

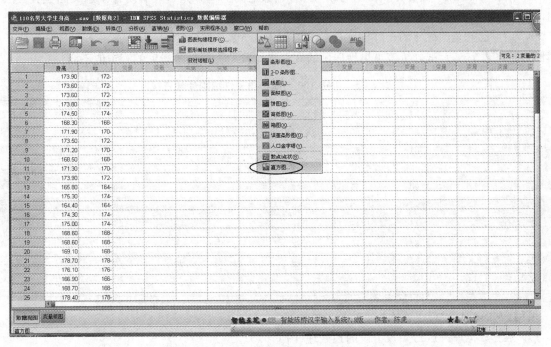

图7-12 建立数据库并选择"直方图"菜单

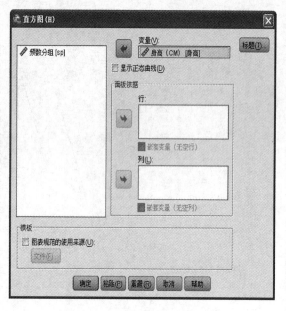

图 7-13　定义"直方图"对话框

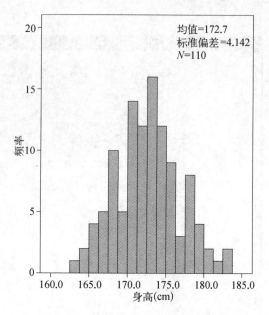

图 7-14　男性大学生身高的直方图

第四节　计量资料均值的比较与检验

一、两个样本均数比较的 t 检验

t 检验是比较两个样本均数差异是否具有统计学意义的重要统计方法。它包括单样本 t 检验、独立样本 t 检验、配对数据 t 检验。t 检验前提条件是来自正态分布总体的两个样本均数的比较,其次是被比较的两个样本方差相等(方差齐性),如两个样本的方差不等(方差不齐性)时应计算校正 t 值,即选用 t' 检验公式。

1. 单样本均数的 t 检验　样本均数与总体均数之间的差异是否具有统计学意义的检验方法属于单样本 t 检验。

例 7.7　已知全国成年男子红细胞计数平均值为 4.5×10^{12} 个/L,某市调查了 100 名成年男子红细胞计数资料(表 7-5),试分析该市男性居民的红细胞计数是否与全国居民的测定值不同?

表 7-5　某市 100 名成年男子红细胞计数资料

4.66	5.36	5.51	4.56	4.47	4.21	5.08	4.82	4.17	5.93
5.10	4.63	4.57	5.60	4.91	4.83	5.14	4.50	5.37	5.34
5.14	4.87	4.81	4.84	5.15	4.68	4.62	4.73	5.41	4.54
4.23	4.93	4.46	4.69	4.81	4.16	4.28	4.77	4.89	5.34
4.95	5.17	4.90	4.55	4.87	4.40	5.47	5.59	5.12	5.40
4.91	4.44	3.84	4.79	4.52	5.02	4.95	4.49	5.18	4.11
5.15	4.30	4.24	4.47	5.14	4.70	4.61	4.92	4.84	5.11
4.42	4.64	4.27	4.70	4.82	4.93	5.43	4.78	4.70	4.77
4.76	4.98	4.71	4.18	4.48	4.41	4.15	4.26	5.14	3.87
4.62	4.63	4.37	4.60	4.81	4.45	4.28	4.68	4.61	4.68

采用 SPSS 软件进行单样本 t 检验的步骤如下:

(1) 建立数据库并进行频数组段的预处理(图 7-15)。

(2) 对科研资料进行一般的统计描述。

1) 绘制统计表格和统计图形：点击"分析"菜单→描述统计→频率（图7-15）→将"红细胞"和"频数"置入"变量"框，默认"显示频率表格"；点击"直方图"（图7-16）→确定，结果见表7-6、图7-17。

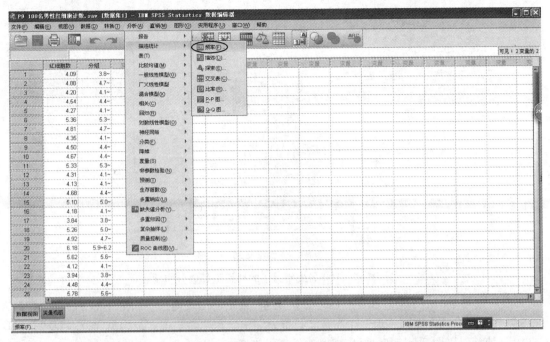

图7-15 建立数据库并进行频数组段的预处理

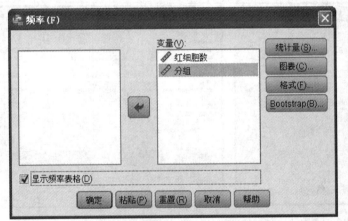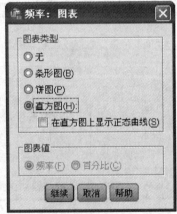

图7-16 绘制统计表格和统计图形选项

表7-6 100名成年男子的红细胞频数分布表

		频 率	百分比	有效百分比	累积百分比
有效	3.2～	2	2.0	2.0	2.0
	3.5～	3	3.0	3.0	5.0
	3.8～	8	8.0	8.0	13.0
	4.1～	16	16.0	16.0	29.0
	4.4～	18	18.0	18.0	47.0
	4.7～	21	21.0	21.0	68.0
	5.0～	14	14.0	14.0	82.0
	5.3～	12	12.0	12.0	94.0
	5.6～	4	4.0	4.0	98.0
	5.9～6.2	2	2.0	2.0	100.0
	合计	100	100.0	100.0	

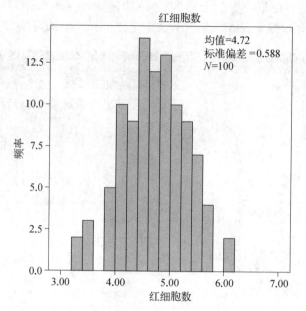

图 7-17　100 名成年男子的红细胞频数分布图

2）计算本资料常用的平均数和变异度：点击"分析"菜单→比较均数→均值→将"红细胞数"置入"因变量列表"→点击"选项"→将"均值""个案数""标准差""中位数""最小值""最大值""范围"及"几何均值"置入"单元格统计量"（图 7-18）→继续→确定，结果见表 7-7。

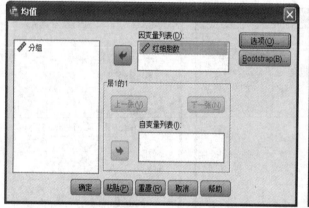 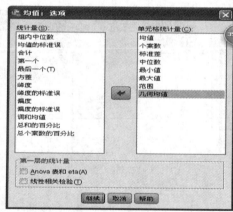

图 7-18　计算平均数和变异度常用指标的操作

表 7-7　计量数据的基本指标描述

均值	N	标准差	中值	极小值	极大值	全距	几何均值
4.719 8	100	0.587 73	4.745 0	3.29	6.18	2.89	4.682 7

（3）进行计量资料的 t 检验：点击"分析"菜单→比较均数→单样本 t 检验（图 7-19）→将"红细胞数"置入"检验变数"框；"检验值"框内输入"4.50"（图 7-20）→确定，结果见表 7-8、表 7-9。

表 7-8　单个样本统计量

	N	均值	标准差	均值的标准误差
红细胞数	100	4.719 8	0.587 73	0.058 77

表 7-9 中 $t=3.74$，自由度为 99，显著性 $P<0.001$，说明本市成年男子红细胞计数与一般男性的平均值不同。从其他收集的资料可以分析是否因环境因素如海拔高度等原因导致该市男性居民的红细胞计数代偿性增加。值得注意的是统计上不存在 P 值绝对等于 0 的情况，当结果 $P<0.05$ 时，作出阳性推

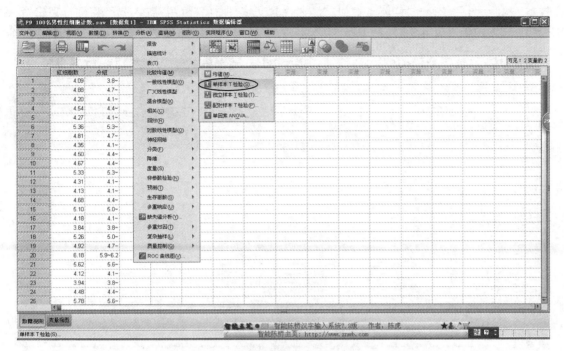

图 7-19　选择"单样本 t 检验"菜单

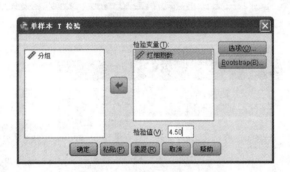

图 7-20　定义"检验变量"与"检验值"

表 7-9　单个样本检验

					差分的 95% 置信区间	
	t	df	Sig.（双侧）	均值差值	下限	上限
红细胞数	3.740	99	.000	.219 80	.103 2	.336 4

论有可能犯第一类错误（假阳性错误概率 α）；当结果 $P>0.05$ 时，作出阴性推论有可能犯第二类错误（假阴性错误概率 β），因此统计推断的结论不能绝对化。

2. 独立样本均数的 t 检验　独立样本 t 检验要求被比较的两个样本彼此独立，即没有配对关系；样本均来自正态总体，而且数据的变异度即方差大致相等。检验目的是推断两个样本各自所属总体的总体均数 μ_1 和 μ_2 是否相同。

例 7.8　两组雄性大鼠分别以高蛋白和低蛋白饲料喂养后，观察第 28 天到第 84 天间，每只大鼠所增加的体重见表 7-10。问两组不同蛋白质饲料喂养大鼠时体重增加是否有差别？

表 7-10　高蛋白和低蛋白饲料喂养大鼠后体重增加（g）

高蛋白组	134	146	104	119	124	161	107	83	113	129	97	123
低蛋白组	70	118	101	85	107	132	94					

采用 SPSS 软件进行数据独立样本 t 检验的步骤如下：建立数据库→点击"分析"菜单→比较均数→

独立样本 t 检验(图 7-21)→将"体重增加"置入"检验变量"框；将"分组"置入"分组"框→点击"定义组(D)"→"组 1"框中输入"1"；"组 2"框中输入"2"(图 7-22)→继续→确定，结果见表 7-11、表 7-12。

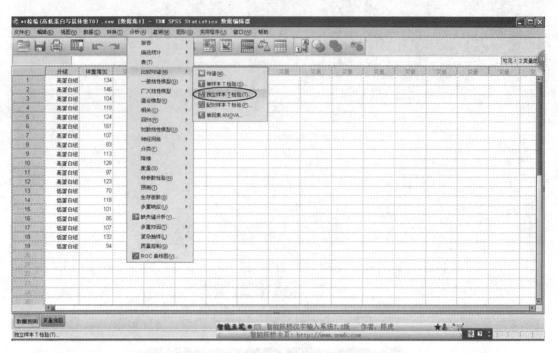

图 7-21　建立数据库并选择"独立样本 t 检验"菜单

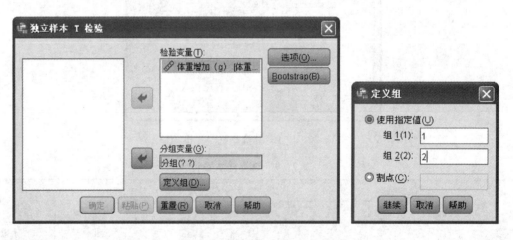

图 7-22　定义"检验变量"和"分组变量"

表 7-11　组 统 计 量

	分　组	N	均值	标准差	均值的标准误
体重增加(g)	高蛋白组	12	120.00	21.388	6.174
	低蛋白组	7	101.00	20.624	7.795

表 7-12　独立样本检验

体重增加(g)	方差方程的 Levene 检验		均值方程的 t 检验				
	F	Sig.	t	df	Sig.（双侧）	均值差值	标准误差
假设方差相等	0.015	0.905	1.891	17	0.076	19.000	10.045
方差不相等			1.911	13.082	0.078	19.000	9.944

本例检验统计量 $t=1.891$，$P=0.076$，结论为两种饲料喂养大鼠体重增加没有差别。但从医学专业角度上推论两组不同蛋白质饲料喂养大鼠体重增加（g）应该不同，现有结论差别不具有统计学意义有可能是样本含量不足引起。实践中如遇 P 值稍大于 0.05 的阴性结果时应该加大样本含量继续搜集数据进行统计分析，很可能大样本分析则出现阳性结果。

3. 配对设计样本均数的 t 检验　　配对数据主要包括以下三种情况。

（1）同一受试对象处理前后的数据。

（2）同一受试对象两个部位的数据或同一样品用两种方法（仪器等）检验的结果。

（3）配对的两个对象分别接受两种处理后的数据。

例7.9　为研究一种新药对女性血清胆固醇含量是否有影响，对 20 名自愿者按年龄进行配对设计配成 10 个对子。每对中一位女性服用新药；另一位服用不含活性但形态、颜色与新药相同的安慰剂，经一段时间后测定血清胆固醇含量（mmol/L），如表 7-13。问服用新药与服用安慰剂的女性血清胆固醇含量有无差别？

表 7-13　服新药组与服安慰剂组血清胆固醇含量（mmol/L）

配 对 号	服新药组	安慰剂组	差值 d
1	4.4	6.2	-1.8
2	5.0	5.2	-0.2
3	5.8	5.5	0.3
4	4.6	5.0	-0.4
5	4.9	4.4	0.5
6	4.8	5.4	-0.6
7	6.0	5.0	1.0
8	5.9	6.4	-0.5
9	4.3	5.8	-1.5
10	5.1	6.2	-1.1

采用 SPSS 软件进行配对设计的 t 检验步骤如下：建立数据库→点击"分析"菜单→比较均数→配对样本 t 检验（图 7-23）→将"新药组胆固醇"和"安慰剂组胆固醇"同时置入"成对变量"的"对 1"框中（图 7-24）→确定，结果见表 7-14。

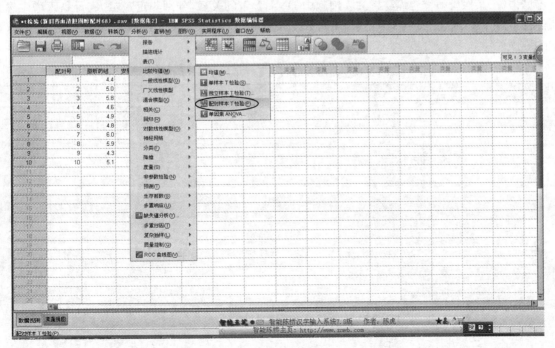

图 7-23　建立数据库并选择"配对设计 t 检验"

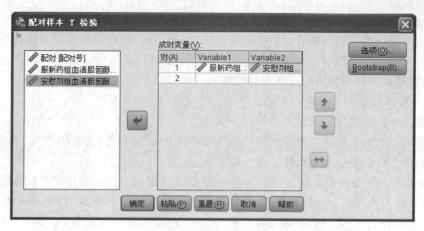

图 7-24　定义"成对变量"

表 7-14　服用新药和服用安慰剂组的配对 t 检验结果

成 对 差 值					t	df	Sig.（双侧）
均值	标准差	均值的标准误	差分的 95% 置信区间				
			下限	上限			
−0.430 0	0.882 0	0.278 9	−1.060 9	0.200 9	−1.54 2	9	0.158

　　表 7-18 中成对差值的均值为 −0.430 0，差值的标准差为 0.882 0，$t=-1.542$，自由度为 9，显著性 $P=0.158$，说明服用新药与服用安慰剂组的配对 t 检验为阴性结果，即新药不影响女性血清胆固醇含量变化。

二、多个样本均数比较的方差分析

　　在科研数据的分析时 3 组或 3 组以上样本均数的比较往往采用方差分析。方差分析（ANOVA）的基本思想是把全部观察值之间的变异（总变异），根据方差可加性的特点，按设计和需要分解成两个或多个部分，每一部分变异都反映了研究工作中某种特定的内容（如某个因素的作用，随机误差的作用等），通过对这些变异的比较作相应的统计学判断。

　　例 7.10　某医师研究胃癌与胃黏膜细胞中 DNA 含量的关系，分别测定正常人、胃黏膜增生患者和胃癌患者的胃黏膜细胞中 DNA 含量（A. U），数据如表 7-15。试问三组人群的胃黏膜细胞中 DNA 含量是否相同？

表 7-15　三组人群的胃黏膜细胞中 DNA 含量

实验编号（j）	人群分组（i）		
	正常人（$i=1$）	胃黏膜增生患者（$i=2$）	胃癌患者（$i=3$）
1	11.9	13.9	20.3
2	13.4	17.2	17.8
3	9.0	16.5	23.4
4	10.7	14.7	17.1
5	13.7	14.6	20.6
6	12.2	13.0	19.5
7	12.8	12.0	16.4
8	14.0	16.4	22.2
9	11.5	14.1	20.1
10	12.9	15.6	17.6
11	12.6	14.8	18.2
12	13.5	13.9	22.9
13	10.8		19.9
14	12.1		

采用 SPSS 软件进行完全随机设计数据方差分析的步骤如下：点击"分析"菜单→比较均数→单因素
ANOVA（图 7-25）→将"分组"置入"因子（F）"框内，将"dna 含量"置入"因变数列表（E）"框内（图 7-26）
→点击"选项"选中统计量栏的"描述"；点击"两两比较"选中假定方差齐性栏的"LDS"（图 7-27）→确定，
结果分别见表 7-16、表 7-17、表 7-18。

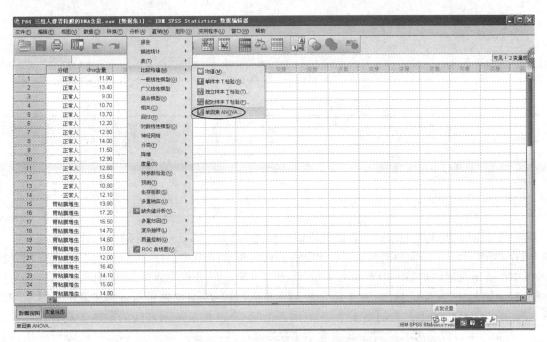

图 7-25　建立数据库并选择"单因素方差分析"菜单

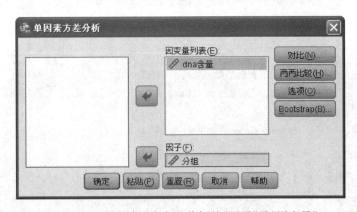

图 7-26　定义单因素方差分析的"因子"及"因变量"

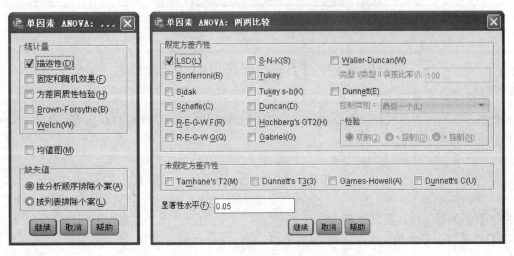

图 7-27　多样本均数"统计描述"及"两两比较"

表 7-16　三组人群 DNA 含量的常用指标

	N	均值	标准差	标准误	均值的 95% 置信区间		极小值	极大值
					下 限	上 限		
正常人	14	12.221 4	1.377 39	0.368 12	11.426 1	13.016 7	9.00	14.00
胃黏膜增生	12	14.725 0	1.508 23	0.435 39	13.766 7	15.683 3	12.00	17.20
胃癌	13	19.692 3	2.226 90	0.617 63	18.346 6	21.038 0	16.40	23.40
总数	39	15.482 1	3.610 50	0.578 14	14.311 7	16.652 4	9.00	23.40

表 7-17　方差分析(ANOVA)表

	平方和	df	均方	F	显著性
组间	386.162	2	193.081	63.656	0.000
组内	109.195	36	3.033		
总数	495.357	38			

表 7-16 是对三组人群 DNA 含量常用指标的描述,表 7-17 是对完全随机设计数据的方差分析 (ANOVA),表中 $F=63.656$,显著性 $P<0.001$ 说明假设检验结果为阳性,可以认为三组人群的胃黏膜细胞中 DNA 含量是总体均数不相等或不全相等;方差分析之后进行均数之间的两两比较(本例采用最小显著 t 检验法 LSD 检验),表 7-18 中结果表明正常人、胃黏膜增生患者和胃癌患者的胃黏膜细胞中 DNA 含量的均数各不相同,P 值均小于 0.01 表示三组间 DNA 含量两两之间的差别都具有高度统计学意义。三组人群中以胃癌患者的胃黏膜细胞中 DNA 含量最高(19.692 3 A.U),胃黏膜增生患者其次 (14.725 0 A.U),正常人胃黏膜细胞中 DNA 含量最低(12.221 4 A.U)。

表 7-18　方差分析之后进行均数之间的两两比较

LSD 检验

(I)分组	(J)分组	均值差(I-J)	标准误	显著性 P 值	95% 置信区间	
					下 限	上 限
正常人	胃黏膜增生	−2.503 57 *	0.685 15	0.001	−3.893 1	−1.114 0
	胃癌	−7.470 88 *	0.670 81	0.000	−8.831 3	−6.110 4
胃黏膜增生	正常人	2.503 57 *	0.685 15	0.001	1.114 0	3.893 1
	胃癌	−4.967 31 *	0.697 20	0.000	−6.381 3	−3.553 3
胃癌	正常人	7.470 88 *	0.670 81	0.000	6.110 4	8.831 3
	胃黏膜增生	4.967 31 *	0.697 20	0.000	3.553 3	6.381 3

* 均值差的显著性水平为 0.05。

第五节　计数资料的 χ^2 检验

χ^2 检验(chi-square test 或称卡方检验)是以对于计数资料进行假设检验的常用方法。用于两个或多个率的比较和配对资料的比较。

一、两个样本率比较的 χ^2 检验

四格表数据的卡方检验可以用来比较两个样本率(或构成比)之间的差别有无统计意义。

例 7.11　某医院分别用化学疗法和化疗结合放射治疗卵巢癌肿患者,结果见表 7-19,问两种疗法有无差别?

表 7-19　两种疗法治疗卵巢癌的疗效比较

组　别	有　效	无　效	合　计	有效率(%)
化疗组	19(a)	24(b)	43($a+b$)	44.2
化疗加放疗组	34(c)	10(d)	44($c+d$)	77.3
合　计	53($a+c$)	34($b+d$)	87($n=a+b+c+d$)	60.9

采用 SPSS 软件进行四格表资料卡方检验的步骤如下：

1. 建立数据库并进行数据的预处理　　点击"数据"菜单→加权个案→将"例数"置入"频率变量"框→确定(图 7-28)。

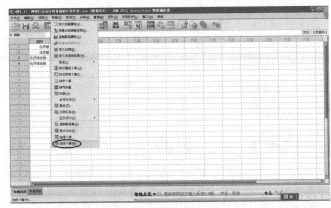
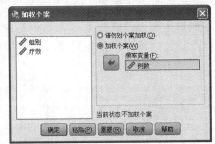

图 7-28　建立数据库并进行数据加权预处理

2. 进行四格表资料卡方检验的步骤　　点击"分析"菜单→描述性统计→交叉表→将"组别"置入"行"框内，将"疗效"置入"列"框→点击"统计量"→选中"卡方"(图 7-29)→继续→确定，结果见表 7-20、表 7-21。

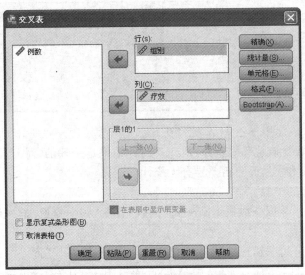
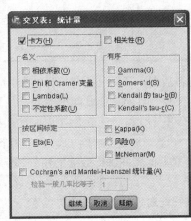

图 7-29　定义"行"与"列"变量及"卡方"统计量

表 7-20　组别 * 疗效交叉制表

		疗　效		合　计
		有　效	无　效	
组别	化疗组	19	24	43
	化疗结合放疗组	34	10	44
合计		53	34	87

表 7–21　卡 方 检 验

	χ^2 值	df	渐进 Sig.（双侧）	精确 Sig.（双侧）	精确 Sig.（单侧）
Pearson 卡方	10.000[a]	1	0.002		
连续校正[b]	8.658	1	0.003		
似然比	10.232	1	0.001		
Fisher 的精确检验				0.002	0.001
线性和线性组合	9.885	1	0.002		
有效案例中的 N	87				

a. 0 单元格（0.0%）的期望计数少于 5。最小期望计数为 16.80。b. 仅对 2×2 表计算。

SPSS 软件对四格表数据（2×2 表）进行卡方检验应注意其适用条件。

（1）当数据的 $n \geq 40$，且最小期望计数 $T \geq 5$ 时，选择 Pearson 卡方 χ^2 值。

（2）当最小期望计数 $1 \leq T < 5$，且总例数 $n \geq 40$ 时，选择连续校正 χ^2 值。

（3）最小期望计数 $T < 1$ 或总例数 $n < 40$ 时，选择 Fisher 的精确检验 χ^2 值。

本例最小期望计数为 16.80，所以数据计算结果选择 Pearson $\chi^2 = 10.0$，$P = 0.02 < 0.05$，可以认为采用化疗加放疗治疗卵巢癌的疗效与单用化疗确实不同。

二、配对设计资料的 χ^2 检验

同一研究对象或样品用两种不同的实验方法得到不同的数据，或者以年龄和性别等属性配对的不同、对象治疗方法不同也能得到相应的数据。这些数据的有效率（比）分析可以用配对设计四格表卡方检验。

例 7.12　有 205 份咽喉涂抹标本，每份按同样条件分别接种在甲、乙两种白喉杆菌培养基上，观察白喉杆菌生长情况，试比较两种培养基的检出率，结果如表 7–22 所示。这种数据分析属于配对设计四格表 χ^2 检验。

表 7–22　两种白喉杆菌培养基培养结果比较

乙培养基	甲 培 养 基		
	＋	－	合 计
＋	36(a)	24(b)	60
－	10(c)	135(d)	145
合计	46	159	205

本资料从表中资料可见有四种结果：a 表示甲＋乙＋，b 表示甲＋乙－，c 表示甲－乙＋，d 表示甲－乙－。如果我们目的是比较两种培养基的培养结果有无差异，则 a、d 两种结果是一致的，对差异比较毫无意义可以不计，我们只考虑结果不同的 b 和 c 从而分析差异有无统计学意义。

采用 SPSS 软件进行配对设计卡方检验的步骤：

1. 建立数据库并进行数据的预处理　数据→加权个案→将"例数"置入"频率变量"框→确定，结果见图 7–30。

2. 进行配对设计数据的卡方检验　分析→描述性统计→交叉表→将"乙培养基"置入"行"框内，将"甲培养基"置入"列"框→点击"统计量"（图 7–31 左）→选中"McNemar"（图 7–31 右）→继续→确定，结果见表 7–23、表 7–24。

表 7–23　乙种培养 * 甲种培养交叉制表

	甲 种 培 养		
	＋	－	合 计
乙种培养　＋	36	24	60
－	10	135	145
合　计	46	159	205

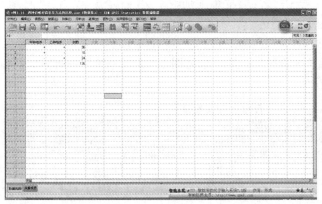
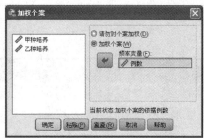

图 7-30 建立数据库并进行数据的预处理

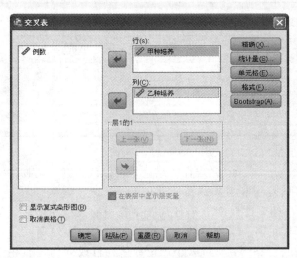
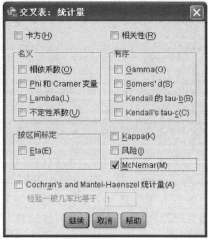

图 7-31 定义"行""列"变量 和"McNemar"统计量

表 7-24 卡 方 检 验

	值	精确 Sig.（双侧）
McNemar 检验		0.024
有效案例中的 N	205	

表 7-24 中没有配对卡方检验的统计量（McNemar 检验值），只能读取显著性 $P=0.024<0.05$，说明甲、乙两培养基的白喉杆菌检出率确实是不相同的。

三、多个样本率比较的 χ^2 检验

多个样本率或构成比差别的显著性检验采用行×列表 χ^2 检验。

例 7.13 用三种药物治疗胃溃疡，结果如表 7-25 所示，

表 7-25 三种药物治疗胃溃疡效果比较

药 物	有 效	无 效	合 计	有效率（%）
A 药	82（a）	41（b）	123	66.67
B药	93（c）	50（d）	143	65.03
C 药	38（e）	62（f）	100	38.00
合计	213	153	366	58.20

采用 SPSS 软件进行四格表数据卡方检验的步骤：

1. 建立数据库并进行数据的预处理　　点击"数据"菜单→加权个案→将"例数"置入"频率变量"框→确定,参见两个样本率比较的 χ^2 检验(图 7-28)。

2. 进行多个样本率比较卡方检验　　点击"分析"菜单→描述性统计→交叉表→将"组别"置入"行"框内,将"疗效"置入"列"框→点击"统计量"→选中"卡方"(参见图 7-29)→继续→确定,结果见表7-26、表7-27。

表7-26　组别 * 疗效　交叉制表

		疗效		合 计
		有 效	无 效	
组别	A 药	82	41	123
	B 药	93	50	143
	C 药	38	62	100
合计		213	153	366

表7-27　卡方检验结果

	值	df	渐进 Sig.(双侧)
Pearson 卡方	23.143a	2	0.000
似然比	23.000	2	0.000
线性和线性组合	17.341	1	0.000
有效案例中的 N	366		

a. 0 单元格(0.0%) 的期望计数少于 5.最小期望计数为 41.80。

表 7-27 中选择"Pearson 卡方"$\chi^2 = 23.143$,$P < 0.001$。现在的结论是可以认为三种药物治疗胃溃疡有效率不完全相同。多个样本率比较的行×列表 χ^2 检验要注意以下几点。

(1) 行×列表中不宜有 1/5 以上格子的最小期望计数小于 5,任何一个格子的最小期望计数都不能小于 1。因为软件计算的结果中没有连续性 χ^2 校正值。当理论数太小可采取下列方法处理:① 增加样本含量以增大理论数;② 删去上述理论数太小的行和列;③ 将太小理论数所在行或列与性质相近的邻行、邻列中的数据合并,使重新计算的期望计数增大。但不能把不同性质的资料合并,如研究血型时,不能把不同的血型数据合并。

(2) 当检验结果为差异具有统计学意义时,只能认为各总体率之间总的来说有差别,但不能说明三组药物疗效彼此之间都有差别。至于是哪两种药物还是三种药物之间的疗效都不相同的结论要依据行×列分割表的卡方检验来完成(方法参考专业统计书籍)。

知识拓展

卡尔·皮尔逊英国数学家和生物统计学家,是描述统计学派的代表人物,并被誉为现代统计之父。他在统计学方面的主要贡献:① 导出一般化的次数曲线体系;② 提出 χ^2 检验的基本理论和公式;③ 发展了相关和回归概念;④ 提出个体变异的数量表现及标准差的计算方法。

小 结

1. 护理研究中统计工作的步骤 ｛ 统计设计 / 搜集资料 / 整理资料 / 分析资料

2. 护理研究中统计资料的类型 ｛
计量资料:绘制频数分布图表并计算均数、标准差,根据相关的条件进行 t 检验及方差分析
计数资料:计算率、构成比和相对比,进行不同类型的 χ^2 检验
等级资料:进行秩和检验等

3. 本章创新与尝试 $\begin{cases}$ 创新：采用中文版 SPSS19.0 软件绘制各种统计图表及进行统计资料的分析
 尝试：近年来国内各类统计软件指导用书中将统计处理方法与软件操作结合使用 $\end{cases}$

【思考题】

(1) 描述一组科研资料平均水平和变异程度的常用指标有哪些(注意应用条件)？

(2) 护理研究中常用的相对数指标有哪些？

(3) 对资料样本率比较时如何选用不同的检验方法？

(4) 常用的统计图有几种类型？分别在什么情况下使用？

(5) 比较两种药 A 和 B 降血压的疗效，将受试者随机分成两组，各组 30 名，分别记录受试者的年龄和性别，并测定治疗前后的舒张压，记录部分数据如表 7-28。试讨论对这样的资料应使用什么分析方法？并列出检验步骤(不用计算出结果)。

表 7-28　A 药和 B 药治疗高血压疗效比较

A 药的治疗效果				B 药的治疗效果			
患者号	1	2	…	30	患者号	1	2	…	30
治疗前	110	105		100	治疗前	100	103		115
治疗后	100	102		95	治疗后	95	97		98

(6) 将 18 名原发性血小板减少症患者按性别相同、年龄与病情相近的原则配为 6 个区组，每个区组的 3 名患者随机分配到 A、B、C 三个治疗组中，治疗后的血小板(10^9/L)升高情况见表 7-29 请对本资料进行合适的方差分析。

表 7-29　18 名患者接受三种治疗后血小板的升高情况(10^9/L)

分　组	A	B	C	$\overline{X}j$
1	3.8	6.3	8.0	6.0
2	4.6	6.3	11.9	7.6
3	7.6	10.2	14.1	10.6
4	8.6	9.2	14.7	10.8
5	6.4	8.1	13.0	9.2
6	6.2	6.9	13.4	8.8
$\overline{X}i$	6.2	7.8	12.5	8.8

(孙　蓉)

第八章 质性研究

学习要点

- **掌握**：① 质性研究的概念；② 现象学研究、扎根理论研究、个案研究方法；
  ③ 质性研究基本步骤。
- **熟悉**：① 质性研究与量性研究的区别；② 历史研究、民族志研究方法。
- **了解**：综合质性研究和量性研究方法在护理研究中的应用。

第一节 质性研究概述

一、定 义

以自然科学为基础的量性研究方法，强调通过科学抽样证明假设是否成立，进而推出相对适用于整体的理论。而实际临床护理工作中有一些护理现象无法进行量性测量或者量性测量的结果不能真实反映临床护理问题，需要研究者使用质性研究进行描述、归纳、分析或解释，从实际观察的资料中发现共性的护理问题或解释护理现象。20 世纪 70 年代末，西方护理人员尝试将社会科学和行为科学中普遍运用的质性研究方法引入护理专业领域，90 年代，这种方法逐渐被我国护理学者运用，近年来得到迅速发展，常被应用于对某些新出现的护理现象，或者当前的知识或理论无法解释的临床护理问题的研究。

质性研究是定性研究，是对某种现象在特定情形下的特征、方式、含义进行描述、归纳、分析、解释的过程，是从实际观察的资料中发现共性问题的过程，属于探索性和叙述性研究。

质性研究是对有关个人或事件的深入描述，资料收集一般是研究人员作为研究工具深入研究现场，在自然情境下，通过半结构或非结构式的访谈、对研究对象的观察或实物分析，采用观察、交谈、录像、记录等方法收集研究数据，并对文字、观察结果等数据就某一共性的护理问题或护理现象进行描述、归纳、分析或解释的过程。

二、质性研究与量性研究的比较

质性研究和量性研究是两种不同的研究方法。对两种研究方法的比较认识可以帮助护理研究者选择正确的方法研究护理问题。

1. 哲学基础 质性研究和量性研究以不同的认识论为基础。质性研究以人道主义和自然主义为哲学基础，其基本思想是：任何现实都不是唯一的，存在多个事实；每个人对事物的感受和认识不同，每个人的现实观也是不同的，并随着时间的推移而有所改变；对事物的认识只有在特定的情形中才有意义，同一事物可以存在不同的意义，这种主观性是理解人类经验的基础。

量性研究则是以逻辑的实验经验论或实证论为基础，通过逻辑原理和推理获得科学知识，基本思想是：只有一个由仔细的测量决定的事实；所有个人行为都是客观的、有目的的、可测量的；用正确的测量工具去测量行为；个人的价值观、感受或观点不能影响测量，量性研究强调严密性、客观性和质量控制。与量性研究相比，质性研究更具有人文关怀和普遍意识，强调在自然情境下对个人"生活的世界"以及社会组织的日常运行进行探究。

2. 推理方法 质性研究运用的是归纳推理、辩证推理,即将简单的问题复杂化,从个别到普遍,从特殊到一般的推理方法,通过对各种不同背景下的社会现象的理解,归纳为理论。

量性研究要求简明和简化还原,即将复杂的问题简单化,把整体分解为部分来测量,用演绎推理将一般原理推论到个别情况。

3. 目的 质性研究的目的在于描述和解释,是用系统的、互动的、主观的方法来描述生活经验并赋予一定的意义。强调对研究对象有重要意义的观点和事实,而不是对研究者有重要意义的结果。如:对临终关怀中"生死观"的研究目的主要在于理解临终者的看法和观点,而不是护士或其他医务工作者所认为的临终前的需要。质性研究探索现象的丰富性和复杂性,发挥理解人类生活的意义,以指导护理实践,有助于护理理论的发展。研究结果是参与者的经历,从研究者感受出发,以个人回答的形式来报告,通常运用丰富的叙述性文字描述来呈现,包括对这些经历的引述、评论、故事等。

量性研究的目的是预测和控制,用来描述变量,检测变量间的关系,决定变量间的因果关系,常用于验证理论。如:对临终关怀中"预期生存时间"进行量性研究的目的主要在于分析临终的症状、体征、评估方法等与临终状态的关系,而不是患者对"预期生存时间"的主观感受。量性研究注重现象的客观性、普遍性和代表性,验证理论、分析变量间的关系并推广结论以预测未来变化的趋势,研究结果通常以数字的形式表示。

4. 方法 质性研究一般采取观察、非结构或半结构访谈、实物分析等方法,一般不从广泛的文献回顾开始,需要研究者与研究对象之间在信任、平等的条件下密切接触。要求从研究对象的角度来看问题。研究通常借助录音机、摄影机、书写员等研究工具采用非结构式或半结构式会谈、观察等方法进行。

量性研究是一种正式的,客观、系统的过程,借助结构完整、格式严格的量表、问卷、各类测验工具等进行测量,以数字资料获取信息,常采用实验、调查研究、结构化访谈、结构化观察等方法,以减少研究者对研究对象的主观影响。要求对与课题有关的研究做深入广泛的文献回顾之后再确定问题或进行研究设计,严格按照研究设计进行每一个步骤,并尽量减少干扰因素的影响,避免研究者对研究对象的人为干扰而造成的偏倚。

5. 结果分析 质性研究的资料分析与资料收集常同时进行,研究者确定分类、组织资料的类别,然后将相似的资料归纳,形成主题;对所有主题进行阐述和说明,将资料组织为对研究现象的有意义、个体化的解释或框架。研究结果是本研究的独特的结果,用来分析变量间的关系,并发展理论,这种对特殊条件下的现象分析将有助于理解相似条件下的相似现象。

量性研究则是运用严格的统计方法进行量性资料的分析,用统计方法来简化和组织资料,控制测量工具、统计分析过程来保证结果的科学性,检验研究结果是否有统计学意义和实践意义,以验证科研假设是否成立,进一步推广研究结果。

Connelly 和 Yoder 指出由于护士有护理教育经历和临床经验,对这两种护理研究的方法应该都会感到得心应手。表 8-1 表示了质性研究与量性研究的区别,看起来质性研究比量性研究容易进行,研究者不需要考虑数字和复杂的统计分析,但并不完全适合研究新手进行,对于这种研究的指导并不像进行量性研究的指导那样轮廓鲜明且容易跟进。

表 8-1 质性研究与量性研究的区别

项 目	质 性 研 究	量 性 研 究
哲学基础	诠释或批判主义	实证主义
关键概念	行为、事件、语境、意义	变量、值、统计学显著性
研究目的	增加对现象的理解	检验变量之间的关系
科学假设	无	有
侧重于	研究过程	研究结果
研究工具	研究者	严格设计的问卷、量表、测试工具等
样本	有意选取、小样本	随机抽样、大样本
数据分析	文本分析	统计分析
与研究对象的关系	信任的、平等的、如朋友般密切的接触	短期的、有距离的、甚至是双盲的

第二节　质性研究的类型

质性研究有许多类型。Field 和 Morse 确认了八种方法：民族志学、扎根理论、民族学、行为学、民族科学、民族方法论、分析性社会学、现象学。Leininger 将民族护理方法加入其中。Wilson 和 Hutchinson 列举了十种质性研究类型：扎根理论、民族志学、现象学、民族科学、诠释学、历史调查、道德调查、女性主义研究、重大社会理论、个案研究。Burns 和 Grove 提出六种质性研究方法：现象论、扎根理论、民族志、历史、哲理研究、重大社会理论。Poilt 和 Hungler 列举了十种质性研究：民族志学、民族科学、现象学、诠释学、行为学、人文心理学、扎根理论、民族方法论、符号互动作用、谈话分析。本节中将描述五种常用的质性研究：现象学、扎根理论、民族志、个案研究及历史研究法。

一、现 象 学 研 究

现象学是描述的科学，是 20 世纪在西方流行的一种哲学思潮。狭义的现象学指 20 世纪西方哲学中德国犹太裔哲学家 E. Edmund Husserl 创立的哲学流派或重要学派。广义的现象学首先指这种哲学思潮，其内容除 Husserl 哲学外，还包括直接和间接受其影响而产生的种种哲学理论以及 20 世纪西方人文学科中所运用的现象学原则和方法的体系。

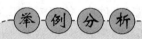

> **现象学研究***
> 　　目的：探讨社区老年慢性阻塞性肺疾病(COPD)患者社区康复过程中自我管理的知、信、行现况。方法：采用质性研究的现象学研究方法，对 14 例康复期的社区老年 COPD 患者进行深入访谈，并对访谈结果进行分析。结果：COPD 患者康复自我管理的知识和技能、自我管理信念态度、自我管理行为 3 个主题及相应的副主题。结论：重视老年 COPD 患者，尤其是健康素养低下患者疾病专科相关健康信息的传播；在开展 COPD 自我管理项目的过程中，强调增强患者自我效能的同时要关注负性信念和消极态度对其自我管理行为选择的影响。
> * 引自：康建会，罗艳华，岑慧红等. 老年慢性阻塞性肺疾病患者康复期自我管理的现象学研究. 中国实用护理杂志，2014，30(11)：41－44.

现象学研究方法最初是由 Husserl 和弟子德国哲学家 Martin Heidegger 发展而来，是一种观察特定的现象，分析该现象中的内在成分和外在成分，把其中的要素提炼出来，并探讨各要素之间及各要素与周围情境之间关系的质性研究方法，适用于了解生活经验本质的问题研究。H. J. Streubert 和 D. Carpenter 认为："这种研究方法是一种'精密的、开放的、有系统的调查方法'。"

护理研究中现象学研究是运用哲学现象学的观念和方法，研究护理工作中的现象或事物，通过描述和分析还原现象或事物的本性，用护理专业性语言揭示护理体验所显现出来的共同特性及其意义。在护理现象学研究中，研究对象被要求描述他们感受到的经验，收集资料时，研究者需要抛弃自己对现象原本先入为主的想法，资料收集可采用多种方式，包括访谈法、观察法、书面叙述等。其中深度访谈是最常用的资料收集方法，也是护理现象学研究中的一个重要环节。研究者使用开放式问题，采用个人深入访谈法收集资料，同时配以实地观察，以求对研究对象所描述的体验有深刻理解。围绕研究主题展开的开放型或半开放型访谈，具有开放性、互动性和深入性的特点。是从探讨"个人生活史"、到重构"故事细节"、再到反思"存在意义"的序列过程。深度访谈应遵循三个基本原则：保持悬置的态度、建构平等的对话关系、探寻生活的意义等。

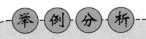

现象学研究*

目的：了解白血病患儿父母的内心真实体验和需求，为选择针对性的护理措施提供理论和实践依据。方法：采用质性现象学研究方法，对 10 位白血病患儿的父母进行半开放式访谈，并运用 NVivo10.0 软件管理、发掘和查找文本数据，以 Colaizzi 现象学分析方法进行资料的分析。结果：提炼得出 4 个主题：① 孩子患白血病对父母来说是一次重大的危机事件；② 患儿父母的心理变化大体呈现阶段性；③ 患儿父母的压力具有多元性、压力的应对具有多样性；④ 患儿父母的需求具有多极性。结论：白血病患儿的父母需要更多的关注，护理人员应采取个性化护理措施，为患儿父母提供相应的护理照顾，使其处于最佳的健康状态，从而为患儿提供更好的社会支持。

* 引自：刘卓,朱妍妍,李小寒.白血病患儿父母心路历程的现象学研究.中国实用护理杂志,2014, 30(9)：41-45.

二、扎 根 理 论

扎根理论作为质性研究中的一种建构理论，是由哥伦比亚大学 Anselm Strauss 和 Barney Glaser 两位社会学者在 1967 年出版的《扎根理论的发现》一书中提出的。20 世纪 80 年代以后教育领域对于扎根理论的运用得到认可，并成为欧美等国具有一定影响力的研究方式，其形成与两方面的理论思想有关，分别来自哲学和社会学：一是美国的实用主义，强调行动的重要性，注重对有问题的情境进行处理，在问题解决中产生方法；另外一个影响来自芝加哥社会学派，该学派广泛使用实地观察和深度访谈的方法收集资料，强调从行动者的角度理解社会互动、社会过程和社会变化。扎根理论虽然形成于社会学研究，却被广泛运用到不同的学科领域，尤其是健康、护理、教育、商业及心理学研究中。

扎根理论不是一种理论，而是一种研究方法，是运用系统化的程序，针对某一现象来发展并归纳式地引导出扎根的理论的一种定性研究方法。其主要目的是对现实中的现象进行深入解释，产生理论。扎根理论研究是从经验资料的基础上建立理论，研究者在研究开始之初一般没有理论假设，而是先有一个待研究的领域，直接从原始资料中归纳出概念和议题，然后上升到理论，是一种由具体到抽象的建立理论的方法，收集资料是理论的根基，只有从资料中产生的理论才具有生命力，如果理论与资料相吻合，理论便有了实际的用途，可以用来指导人们具体的生活实践。因此，扎根理论的概念框架来自于资料而不是先前的研究。研究者在资料收集和分析的过程中采用不断比较的方法，去发现不同的研究对象所提供的资料间的相同点和不同点，将片段资料组合成有功能的整体框架，进而形成理论。

扎根理论强调社会过程和结构，主要目的是形成植根于现实、资料收集、资料分析和抽样基础上的对现象的解释。资料可以来自深度访谈、观察和现存的记录文件，一般研究对象 25～50 人，典型的使用扎根理论研究法研究的案例是由美国的 Kubler-Ross 博士对数百名临终患者进行的有关临终患者心理特点的研究。研究者通过深入观察、访谈等方法，获得大量临终患者心理变化的第一手原始资料。通过对这些资料的归纳、分析，进而总结出临终患者心理活动的基本变化规律，将患绝症的患者从获知病情到临终时的心理反应过程分为否认期、愤怒期、商讨期、抑郁期和接受期 5 个阶段。这一研究结果有利于临床医护工作者更好地了解临终患者的心理特征和变化规律，并很好地理解和及时观察患者在每个时期行为态度上的细微变化，以便适时为临终患者提供恰当的心理支持。Burnard P 应用扎根理论于 20 世纪 90 年代做了一项关于英国护士学生对经验学习的感受的研究，研究者深度访谈了便利抽样的 12 名护士学生，结果显示学生认为经验学习比单纯老师课堂讲授学到的东西多，尽管学生肯定课堂学习，但护理相关的大多数知识、技能是从临床工作中学到的。这一研究证实了在护理教育场所应用经验学习对教育结果的重要意义。

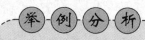

扎 根 理 论[*]

　　目的：探讨具有坚强特质的乳腺癌患者的抗癌体验,探索适合中国乳腺癌患者的坚强概念结构。方法：采用质性研究中的扎根理论研究方法,经过开放式登录、关联式登录、核心式登录3个步骤,采用不断比较的方法,形成关于中国乳腺癌患者坚强的概念结构。结果：本研究形成的坚强概念结构中,核心变量为自我调整,包括认知、信念、行为3方面的调整。结论：根据此概念结构,护理人员可有效激发患者的坚强特质,深化整体护理内涵。

[*] 引自：林岑,胡雁,钱序等.乳腺癌患者坚强的概念结构及对护理的意义.中华护理杂志,2008,43(2)：107－110.

三、民族志研究

　　民族志又称人种学,其含义是"人类画像",并且是一种同一族群当中人们"方向或生活"的画像。民族志研究,又称人种志研究,是人类学最重要的研究方法之一,研究者以参与、观察的方法,对特定文化及社会群体进行研究,搜集制作资料、纪录、评价,并以社会学或人类学的理论来解释此类观察结果的一种研究方法。其发展经历了早期业余民族志和专业民族志两个阶段,具有整体性和"以小见大"的特点,其整体性体现在被研究的对象通常以集体的形象出现,且一般采用全貌式的描述方法,并阐述各部分与整体的关系。

　　民族志研究是社会研究的一种普遍的途径,被许多学科或应用领域所采用,如社会与文化人类学、社会学、人类地理学、教育研究、文化研究和护理研究等。在民族志研究中,研究者经常和被研究者的族群共同生活并且成为当地文化的一部分。研究者探索当地的礼仪和风俗,整个文化群体或是文化次群体都有可能被研究,其最终目的是文化理论的发展。

　　在护理研究中应用民族志研究的目的是从群体成员身上了解其文化,可以是大的群体如中国人,也可以是小的单位,如北京某医院监护病房的护理单位等。研究者的主要策略是参与观察和对象访谈,资料来源包括：观察、记录、图表等。资料的收集通常需要花费一定的人力,研究者要在田野停留相当长的一段时间,努力参与其文化活动,即作为参与者,搜寻3种信息：文化行为(文化成员做什么)、文化成品(文化成员制造什么)、文化言语(他们说什么)。其基本过程与其他质性研究类似,包括：确定被研究者—访谈并进行民族志记录—进行领域分析—分析结构性总议题—对照性议题和文化主题或议题分析—民族志写作。在健康保健领域,民族志研究最适合探讨不同文化中人们的健康信念、健康行为、照顾方式等。

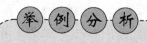

民 族 志 研 究[*]

　　目的：描述乌拉圭老人院护理人员与老年人之间的照护关系。方法：2011.1～2012.1采用民族志方法系统并有目的地在乌拉圭4部门的9个老人院中选择了23个入选者进行观察和访谈。结果：研究了照护者、管理人员和入院的老年人之间的关系,得到的议题是：虐待老人的经历和体验、面对死亡的痛苦和实实在在存在的疼痛。结论：在乌拉圭老人院中存在这样的文化环境：对老年人歧视和其他因素汇成对老年人的虐待和老年人的各类痛苦。老人院内缺乏足够的老人安全和护理质量管理,缺乏定期检查和监督的管理模式,缺乏对照护者最基本的专业训练,缺乏对老年人心理、精神和信仰上的支持。包括护理人员在内的各界应促进教育干预来改善虐待行为,需要科学的知识、技能和沟通策略来鉴定和管理老人院里发生的不恰当行为。研究结果提示需要立即重审老人院的管理条例来维护老年人的权益。

[*] 引自：Figueredo Borda N, Yarnoz AZ. Perceptions of abuse in nursing home care relationships in Uruguay. J Transcult Nurs, 2014, 26：164－170.

四、个案研究

个案研究法是指对单一的人、单一群体、单一组织或事件进行深入的研究。通过对单个对象(个人、家庭、团体、机构、社区、学校等)的某项特定行为或问题的整体性和深入研究,探讨当前事件,对事件的历史、真相、原因等方面作深入、周详的考察,了解其详细状况、发展过程及其与社会环境的联系,提出处理问题的方法。个案研究所研究的案例要求是真实的,研究的人或事可以是典型的,也可以不是,可以在较长时间里连续进行调查,从而研究其行为发展变化的全过程,也称为案例研究法、个案历史法,是一种经验性研究方法。

个案研究大致过程为制定研究方案、确定研究对象并进行个案现状评定、收集资料并进行分析、问题的矫正和指导、追踪研究和撰写研究报告。个案研究通过观察、访谈、问卷调查或研究对象的书写报告等方法记录资料,研究的个案可以是现在的,也可以是过去的,还可以追踪未来,收集资料的内容是由研究问题决定的,一般包括当事人从出生到现在的生活史、家庭关系、生活环境和人际关系的特点,根据研究的需要,也常对当事人作智力、人格等测验,或向熟悉当事人的家属、护士作调查。适用于典型事例、分析工作、诊断和缺陷补偿、信息反馈和经验总结等类型的研究。心理学中有许多著名的个案研究,如Sigmund Freud 记述的,用临床分析法广泛地和患者交谈,收集资料,从而提出关于梦、防卫机制等理论。个案护理报告是针对临床实践中某个或某几个具有特殊意义的病例的个性现象进行研究和探讨,以探索疾病在医护工作中的个性特征和共性规律。

个案研究在心理护理、临床个案研究中虽有一定的作用,但存在着某些为实验法和相关法所没有的缺点:个案研究通常很难完全把握个体的全部有关事实,从第三者调查得来的资料也常有记忆误差或由好恶而导致的偏差。同时,个案研究中的个案,通常是由研究者根据特别的目的主观选择的,而不是随机选择的,常没有可供比较的个体,其研究结果常常无法推论到普通个体。

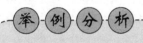

个 案 研 究[*]

目的:分析体育干预对青少年网络成瘾的作用及意义。方法:行动研究法,对一名16岁的网络成瘾男生进行体育干预个案研究。研究从解决 HG 网络成瘾问题的需要和设想出发,综合有关网络成瘾机制及干预的理论、方法、条件,制订总体干预行动计划和具体实施行动计划。收集整理 HG 在特定情境中行为表现日记、谈话录音、观察记录等有效资料,反思体育干预行动。结果:HG 躯体化症状减轻、焦虑缓解、不良情绪得到宣泄、积极应对方式建立。结论:亲子共同参与的休闲运动项目和专项运动训练相结合的综合干预方式效果理想,HG 的网络成瘾目标问题得到解决。

[*] 引自:刘映海,石岩.网络成瘾青少年体育干预个案研究.体育与科学,2014,(3):68-73.

五、历 史 研 究

历史研究法就是探讨人类过去活动的真相的方法,是运用历史资料,按照历史发展的顺序对过去事件进行研究的方法,也称纵向研究法,是比较研究法的一种形式。其基本步骤包括:提出研究问题、史料的搜集、史料的鉴别和评价、对史料进行分析和解释,最终形成研究报告。

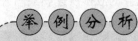

历 史 研 究[*]

背景:中国医学体系历史上是以医药护为一体的形式存在,在发展进程中药学先行独立,医护仍为一体,均是以师带徒的形式代代相传。目的:探讨我国护士的萌芽,争鸣我国护理发展史。方法:历史研究法,对敦煌壁画中的女医童、女医童的工作、女医童具有护士的特质3类史料进行收集、整理和分析。结果及结论:护士的雏形在祖国医学的早期就已经若隐若现,敦煌壁画填补医学史记录的空白,欢迎大家就护士的起源展开讨论。

　　* 引自:汪雪义,梁永林,贾晓彤.论敦煌壁画中的女医童与中国护士的萌芽.护理研究(上旬版),
　　　　 2014,28(5):1660 - 1661.

　　护理研究中的历史研究法是通过对古今中外有关资料的收集、整理,分析和研究人类过去丰富的护理实践与护理思想,借鉴和比较不同历史时代、不同社会背景下的护理经验、护理措施与效果,从而认识和揭示护理现象之间的联系、探索护理发展规律的一种研究方法,以达到以史为鉴、提供框架、改革证据并评估价值等作用。

第三节　质性研究的基本步骤

　　近年来,由于质性研究方法能够提供有价值的信息而被越来越多的健康相关领域的工作者接受,主要应用于:解释那些影响健康和疾病的经济、政治、社会和文化的因素;理解团体和个人如何自我解读健康和疾病;研究与任何公共卫生事件相关的不同参与者间的互动作用。

　　质性研究的基本过程是通过经验—设计—收集资料—分析资料—形成结论—回到经验中进行循环,以描述和解释生活经验并赋予一定的意义的过程。有固有的模式和步骤,但也并不是一成不变的,总体来说,包括以下几个步骤:确定研究现象,聚焦研究问题;文献综述,反思自我经验;选择研究对象;探讨研究关系;选择研究方法;进入研究现场;收集资料;分析资料,建构理论;写研究报告;质量检测(效度、信度、推广度、伦理问题)。基本步骤如图8-1。

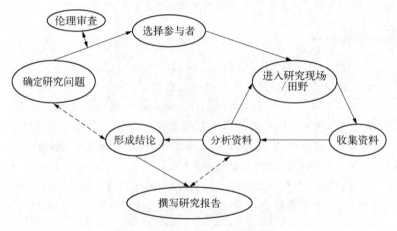

图 8-1　质性研究的基本步骤

一、确认研究问题

　　选择研究课题是护理科研的重要组成部分。护理工作者如何提出有价值的质性研究问题? 从某种程度上说,找到一个前人没有研究过的课题并不十分困难,但其研究结果可能并没有任何意义。在质性研究中容易出现的问题是,研究者尽管收集了很多资料,但被他人所提供的精彩的故事所迷惑或陷入研究现场所发生的事情中,而看不清自己究竟要研究什么。

　　因此,有价值的质性研究问题应包含三重含义:一是研究者对该问题不了解,希望通过此项研究获得一个答案;二是对该问题的研究对现实生活中存在的被研究者具有实际意义,是他们正关心的问题;三是研究是可以实施的,可行性强。一般来说建议:① 选择迫切需要解决的(实践的或理论的)问题;② 选择自己特别感兴趣的问题;③ 研究范围不宜过大,但有足够的探索空间;④ 实施条件许可,适合用质性研究方法。选题步骤参考第四章护理科研的选题。

二、选择参与者

质性研究需要从选择的研究对象处获得丰富的资料信息,其研究对象不仅包括人,也包括被研究的时间、地点、事件等,不强调代表性,但需要注意研究对象的典型性。

1. 伦理审查 质性研究前研究方案同样需要经过伦理委员会对研究方案的设计与实施、研究对象的风险与受益、研究对象的招募、知情同意书告知的信息、知情同意的过程、研究对象的医疗和保护、隐私和保密、是否涉及弱势群体、是否对特殊疾患者群或特定地区人群造成影响等进行审查,通过后方可实施研究。

2. 抽样方法 研究中研究者不可能对研究对象群体中的所有个体逐个进行探究,这就涉及抽样问题。质性研究的抽样不要求随机化,一般采用非概率抽样法,常用的有目的抽样、方便抽样、理论抽样和滚雪球抽样等。

(1) 目的抽样:研究者以自身专业知识和经验为基础,根据特定研究目的和主观判断而选择包含典型特征、信息量丰富的研究对象,也称立意抽样或判断抽样。由于研究者做出主观判断时也要考虑到是否容易获得研究样本,因此研究者的主观判断更多地会考虑到自己的研究目的而选择"典型"个体。目的抽样可采取最大差异抽样或典型个案抽样的策略,是最多见的非随机抽样。以下几种情形较适宜采用目的抽样。

1)当研究对象是那些难以接触的、特定总体中的个体时,目的抽样是比较合适的做法。

2)研究对象是独一无二的个案时,研究者也只能采用目的抽样。

3)研究者清楚地知道自己的目的是试图深入了解某些特定类型的人群时,也可以采用目的抽样。

在目的抽样里,研究者主观上认为某个个体合适,那么就选择它成为研究样本。因此,样本的选择取决于研究者个主观判断和专业性,目的抽样无法估计随机误差,其结果不能推断总体。但是,目的抽样费用低、时间短、速度快,也可能产生有价值的研究结果。

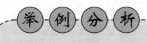

目 的 抽 样*

目的:深入了解老年残疾人家庭照顾者的角色适应问题,为其适应照顾者角色提供帮助,更好地开展社区护理服务。方法:采用目的抽样法,对11名老年残疾人家庭照顾者进行深度访谈,访谈提纲根据罗伊适应模式拟定。用定向内容分析法分析资料。结果:提炼出4个主题:老年残疾人家庭照顾者身体健康水平下降,心理压力大,照顾能力不足,渴望支持。结论:老年残疾人家庭照顾者的角色适应问题较多,应积极开展多种养老服务,关注其身心健康,提高其照顾能力。

* 引自:李立伟,沈军.老年残疾人家庭照顾者角色适应的质性研究.中国老年学杂志,2014,(3):
 749 - 750.

(2) 方便抽样:以研究者方便获得样本的方法获取研究对象,是研究者将自己在特定场合下偶然遇到的对象作为样本的一种方法。如在医院门口、门诊、公园等公共场所,随便选取某些患者、家属、行人等作为样本进行调查研究,这种方法比较简单方便,具有很强的灵活性,而且可能会发现一些意想不到的结果。

(3) 滚雪球抽样:主要用于寻找比较隐蔽的研究对象,可在找到一个研究对象后,请其推荐介绍更多的研究对象,像滚雪球一样,逐渐扩大样本量,直至找出足够的样本。适用于对调查总体不甚清楚的情况,常用于探索性的实地研究,特别适用于对小群体关系的研究。滚雪球抽样的缺点是:选择的被研究者很可能是同一类人,他们可能具有相似的特点或观点这些参与者之间彼此熟悉,可能因碍于面子或出于保密而隐瞒"真相"。

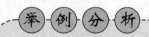

滚雪球抽样*

目的：从社会学的视角出发，对大学生高科技作弊问题做较为深入的透视。方法：在目的抽样与滚雪球抽样的基础上，通过对研究个案的深度访谈法，对大学生高科技作弊问题进行了质性研究。结果和结论：1.利用高科技手段进行作弊的大学生亚文化群体有着相对清晰的区隔标识；2.大型考试中的高科技作弊突破了行为、道德失范的界限，引发更为强烈的机会不公感；3.内嵌于大学生群体之中因利益、关系和人情而纠结在一起的公开而隐秘的关系网络以其相当程度的参与、理解和纵容，在有意无意中为大学生高科技作弊完成了最后的助跑。

* 引自：任娟娟.大学生高科技作弊问题的质性研究.中国青年研究，2010,（9）：54-58.

（4）理论抽样：理论抽样的目的是寻找可以对一个事先设定的理论进行说明或展示的实例，然后对这一理论进行进一步的修订。扎根理论研究中为建构理论常应用理论抽样方法，以检验和提炼研究者所提出的概念类属。研究者在不断提炼和发展类属并把它们逐步形成理论的过程中，不断地反省现存资料是否缺乏、理论上是否存在漏洞，再重新收集资料以弥补这些概念上的漏洞以及所缺乏的资料，抽样的目的是精炼观点，而不一定是增加最初的抽样样本，对研究者经验、自信和技巧的要求较高，访谈者本身对资料的信度至关重要。

3. 样本量的确定　质性研究中，资料的丰富程度比参与者的数量更重要，当一项研究开始的时候，一般没有特别规定资料收集时间的多少。如扎根理论，资料收集会一直持续到资料饱和为止。这里的饱和原则，是指研究者在与追加补充的参与人员会谈时，听到的主题或特点出现重复。从参与人员身上没有取得新的资讯，资料开始变得多余。这种情况可能发生在和5个参与者进行的会谈之后，也可能和100名参与者会谈后也不会发生。

一般而言，在和量性研究中会谈的参与人员数目比较之下，质性研究中会谈的参与人员数目相当得小。即使是考虑到微小的参与人员数字，质性研究的数量通常还是很庞大的。研究者需要根据可获得的时间、财力来权衡研究的深度和广度，并明确什么时候样本量饱和。大部分质性研究的样本量不超过100例。

三、收 集 资 料

1. 进入研究现场/田野　当准备进行资料收集或处于资料收集阶段时，研究者将进入研究场所或研究田野，与被研究者进行接触。然而，大多数情况下，深入到现场并不是那么容易而自然，需要研究者有精心的组织计划，并身临其境。因此选择的研究场所应有利于研究并适合进行资料收集，充分考虑空间距离、研究经费及参与者与有关部门的配合等因素，并尽量不改变现象发生的自然环境。研究者是一个"参与/观察者"还是单纯的"观察者"，需要根据研究目的、研究方法等进行综合分析。

2. 收集资料的方法　资料收集过程根据研究者与研究对象的相互作用，可以被分为交互性方法和非交互性方法两种。访谈是典型的交互性资料收集方法，查阅历史文献、记录当事人档案、录制口述文字资料等属于非交互性方法，收集到的资料相对客观，很少涉及研究者的主观参与。其他类型的资料收集包括：开放式问卷调查、生活史、日记、个人收藏的信件和照片、官方文件等。本章重点介绍观察法和访谈法。

（1）观察法：根据研究者与研究对象的交互作用，涉及的研究工具、方式和手段而有所区别。根据与研究对象的交互作用来说可分为参与观察法、准参与和非参与观察法。参与观察法是研究者深入到研究对象的生活世界中，真正了解现象或行动的意义。准参与观察法是研究人员参与群体或组织的活动中，但不隐瞒自己的身份进行观察的方法。非参与观察是研究人员与参与者的活动是纯粹的观看，没有互动，研究人员置身于研究对象的生活世界之外，从旁观者的角度与立场，来了解现象或行动的意义。从所用工具和手段来说有结构、准结构、非结构式观察法。观察者事先选择一定的观察工具并确定观察样本和内容属于结构观察法。观察者事先没有确定观察内容、样本和工具等观察计划属于非结构观察法。从观察法的方式来说有连续式、非连续式观察法。

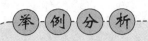

观察法资料的记录常采用田野笔记方式,明确而具体的描述行为和事件,做到直接、详细,不做任何扩展、推论。记录内容包括三个层次：① 观察时或观察后立即记录观察到的行为和事件;② 追加不确定的观察内容、自己的分析;③ 在前两层基础上初步的抽象化结果。观察者在观察过程中产生的印象、感觉不同于行为和事件本身,需用特殊符合标记。

（2）访谈法：是常用的质性研究资料收集方法。根据访谈内容可分为结构式访谈和半结构式访谈。根据访谈形式可分为个人深度访谈和焦点团体访谈。

结构式访谈常常用在较大规模的调查中,过程一般需要高度标准化,即对所有被访问者提出的问题,提问的次序和方式,以及对被访者回答的记录方式等是统一的。为确保这种统一性,通常采用事先统一设计、有一定结构的问卷进行访谈。有时还需要准备合适的访谈指南,并对问卷中有可能发生误解问题的地方加以说明,避免产生偏差。结构式访谈中访谈者的态度、素质、经验等对访问结果有决定性的影响,访谈者往往不自觉地将自己的主观意见或偏见带进访谈过程,使得调查结果产生偏差。因此,结构式访谈需要严格挑选访谈者,需要对全体访谈者进行培训,做好心理、技术、物质以及相关知识准备。在护理质性研究中,结构式访谈常常与半结构式访谈结合使用。

半结构式访谈和对研究对象的观察是质性研究最常用的两种资料收集方法。半结构式访谈是按照一个粗线条式的访谈提纲而进行的非正式的访谈。访谈对象的条件、所要询问的问题等只有一个粗略的基本要求,访谈者可以根据访谈时的实际情况灵活地做出必要的调整,对提问的方式和顺序、访谈对象回答的方式、访谈记录的方式和访谈的时间、地点等不作具体的要求,具有灵活性。

个人深度访谈是与受访者正式交谈而获得资料的研究方法。研究者往往在预先安排好时间地点,进行有所准备的访问,访谈时需注意：① 研究者预先准备访谈大纲;② 避免采用引导式用语;③ 尽可能澄清访谈者的立场与态度;④ 访谈者应保持机警;⑤ 访谈记录分为事实记录和访谈者反应记录。

焦点团体访谈由一位主持人扮演调解者角色,通过半结构的团体讨论方式,针对预先被设定的议题进行讨论,以便收集与研究目的有关的资料。焦点团体访谈参与人员较少,通常有相似的社会和文化经历或共同关注特定领域,能进行深入交流,且交流重点在感兴趣的某一特定领域。研究人员可快速从参与者中探求信息,集体建构知识,参与者与研究者及参与者之间的互动有助于讨论在个人访谈中感到不舒适的话题,且生动有趣。焦点团体访谈在护理研究中逐渐增加,但研究者在焦点团体访谈时也应注意参与者可能会附和他人意见,或不愿意谈论自己的隐私,不能较好反映参与者的兴趣。

不同分类方法的访谈法也可交叉使用,如结构式访谈除采取个人深度访谈的方式外,也用于焦点集团访谈,即将调查对象集中起来同时作答。具体做法是将调查对象集中起来后,由一个调查员提出问题,并给调查物件提供一个回答公式,告诉他们如何记录自己的回答。同时,还应有两三名调查员在访问中间巡视,以便随时解答他们提出的问题。

3. 研究工具 质性研究以研究者本人作为研究工具,在获取的资料时应进行记录,记录的方式可多样,常用文字、录音、图像、视频等,各类问卷、量表、录音工具、录像工具、访谈大纲等可作为质性研究的研究工具。

四、分析资料

质性资料分析是熟悉所收集资料的差异,排序编码,对内容进行详细阐述,将共同特征和差异分类、识别、比较,形成主题,将材料最终定稿并形成初步结论的过程。质性资料分析能够提高对研究的关注,将研究者发现的结果,加以系统地整理,并提炼资料内部特定的含义、主题、规则,大部分是通过研究者的思考、推理、归纳过程来完成的。包括四个阶段:初期资料分析、具体资料分析、语言命题及开发理论阶段。

1. 初期资料分析阶段 这一阶段主要是体察研究对象的生活世界,研究者通过反复阅读原资料,回忆收集资料时的情形,并深入到资料中,全面地理解研究对象的生活经历,理解众多研究对象共同要素的排序,并根据研究者的直觉、思考、归纳来确定初步的类别和主题。并通过访谈、录音、录像及记录等资料来确定是否有必要追加资料。

研究者对资料进行初步分析后,需要进行数据的整理转录,通常需要 24 小时内将录音转录为文字,转录时需逐字逐句,并由 2 位访谈者再次根据录音予以核实。必要时,可将访谈文字资料反馈给研究对象核实。

2. 具体资料分析阶段 这一阶段主要完成对收集的资料进行抄写和整理,根据主题缩减资料并组合出整体的框架。具体是将收集的资料进行分类、编码,并将资料提升连接至抽象性的各类别。研究者阅读对研究对象生活经历进行描绘的资料以形成整体概念,提炼其中重要句子或短语,对其中的概念、主题、模式及有意义的事件进行凝练,从中发掘有重要意义的分类。过程中根据研究目的可将部分类别合并成高一级的类别,以确定现象类型、模式等。在确定分类的过程中也会出现子分类,可通过图解来连接类别与子类别的关系。通过不断解释并整合各类别之间的关系,深入分析资料,找出核心变量和主题。

质性研究数据也可采用分析软件进行定性和定量分析,常用的有 NVivo、ATLAS. ti、AQUAD 等分析软件。可提高资料整理、分析的效率,避免部分人为因素造成的偏倚,但不能完全代替研究者的分析和归纳。

3. 语言命题阶段 语言命题阶段主要需要完成确认研究资料的可信性和有效性,确认已发现的分类,并对推论的概念进行命题。

这一过程可以将所有的资料系统地排序、编码,进行资料的编码有利于资料分析,也利于判断是否需要追加分析,并且资料之间相互容易比较,可提高研究结果的可信性。

4. 开发理论阶段 研究者通过以上阶段,将资料按照理论化进行整合,最终形成概念框架或理论框架。如本章——例 3 中,林芩等采用扎根理论研究方法,筛选 25 例乳腺癌患者进行参与式观察和深度访谈,经过开放式登录、关联式登录、核心式登录 3 个步骤,采用不断比较的方法,分析归纳发现其中核心变量为自我调整,包括认知、信念、行为 3 方面的调整,认知调整包括自我归因、关注诊断、治疗和康复知识、理性接受现状,情感调整包括激发生存欲望(活下去—为自己和活下去—为他人)、建立自信,行为调整包括自我承担(参与治疗康复、自强自立)、自我控制(控制情绪、保持常态),研究最终形成关于中国乳腺癌患者坚强概念结构,根据此概念结构,护理人员可有效激发患者的坚强特质,深化整体护理内涵。

综上所述,质性研究的资料分析是通过分析资料中凝练的各类别之间的关系和属性,找出分类之间的类似和差异,归纳出核心变量,对所确定的类别进行命题,进一步整合发展至理论,甚至初步验证理论。

五、撰写研究报告

质性研究重在"描述"和"解释",最终研究成果也是以研究报告或研究论文的形式展示,一般结构与量性研究报告类似,包括研究背景、目的与问题、方法、结果和结论、讨论几个部分。不同于量性研究的是,质性研究样本量虽小,其中的信息量大,要求深度描述,并做深度解释,因此研究报告或研究论文需要深入、细致地描述凝练出的类别和主题。

六、质性研究的信度和效度

研究者选择质性研究方法,时常面对一些问题和疑虑:研究者本身是资料搜集者,同时又是资料的分析者,如何确保研究结果的信度和效度?信度,即可靠性,是测验结果的一致性、稳定性及可靠性,一般多以内部一致性来表示测验信度的高低,是采用同样的方法对同一对象重复测量时所得结果的一致性程度。效度,即有效性,它是指测量工具或手段能够准确测出所需测量的事物的程度。在量性研究中,信度和效度是用来判断研究质量的重要指标。

质性研究中,更多的是主观的参与观察,加上因时间、地点、人物、情境的变动或流失,很难对原先的研究对象,重复再研究或观察,所以容易造成"研究信度不高,也不宜测量"的印象。同时观察者经常主动到参与研究环境中,可能出现角色冲突或情感投入,而降低资料的"效度"。质性研究是否需要进行严格的信度和效度检验,一直以来学者们都有所争论,目前大部分学者达成的一个普遍共识,在质性研究中不讨论信度问题,且传统的效度观念不能运用于质性研究之中。

质性研究中的"效度"更偏向于用来评价研究报告与实际研究的相符程度,包括① 描述型效度,即对外在可观察到的现象或事物进行描述的准确程度;② 解释型效度,即研究者了解、理解和表达被研究者对事物所赋予的意义的"确切"程度;③ 理论效度,指研究所依据的理论以及从研究结果中建立起来的理论是否真实地反映了所研究的现象;④ 评价型效度,即研究者对研究结果所作的价值判断是否确切。

对质性研究的效度可用三角剖分、情境完整性、研究人员自省、报告文体等标准进行测量,研究者也应根据自己研究的实际情况来运用相应方法提升研究效度。如:每个研究对象均接受同等次数访谈,在访谈过程中同时观察记录,每次 30～60 分钟;将资料整理与分析和资料收集过程同步进行;每次访谈结束后,及时将录音及观察资料整理成誊本;资料分析由一个资料分析小组的成员们共同完成,以保证资料分析与解释的准确性,避免个人偏倚;小组成员仔细阅读访谈记录,小组会议上进行深入讨论,确定有意义的内容,并进行编码、分类。根据编码和分类,提炼主题,找出反映主题的相关文字与描述;研究的最终结果是由小组成员多次讨论、分析,最后达成共识而得到的等等措施以提高质性研究的可靠性和有效性。

第四节 综合质性和量性方法的研究

越来越多的护理研究者发现,结合质性和量性方法可增加研究者排除对现象错误解释的能力,推荐在单一研究中同时使用质性和量性研究方法,把"数字和叙述"结合起来。先使用质性方法直到假设出现,然后再用量性方法来验证假设,或者将质性研究和量性研究同步使用。在研究实施过程中,护理研究者可通过在量性调查过程中加入质性方法或在质性研究中加入量性测量等方式,以不同方式和不同程度进行综合。需要注意的是当质性研究结果和量性研究结果不一致时,需要深入分析以便找到进一步研究的切入点。量性和质性方法的综合运用主要体现在以下几个方面。

1. 发展测量工具 量性研究中,常使用一些量表及结构式问卷进行测量;质性研究中常使用非结构式或半结构式问卷进行资料的收集,称为会谈提纲或观察记录单等。对一些没有现成测量工具的概念进行研究时,通常可以先运用质性研究的方法对特定对象进行会谈或观察,以产生与研究概念有关的条目,逐渐丰富内容,建立架构,然后再通过量性研究的方法对测量工具进行证实和精练。

2. 阐述和验证理论概念构造 多方法研究也常用于发展对某一抽象概念构造的全面理解和验证,尤其是对研究较少的某一现象或现有研究结论不一致时。

3. 理论的建立、验证和精练 综合运用量性和质性方法更多地用于发展理论。任何理论的建立和发展都是首先建立在深入的探索分析的基础上,都必须经过不断地量性研究的检验加以修订。通常对某一较少理解和认识的概念或现象先进行质性研究,深入了解它的本质,从而建立概念间的内在关系,再经过量性统计分析,对假设进行检验,对概念关系进行验证和精练,确定变量之间的相互关系,再对可能的原因做进一步深入的质性研究,更好地解释各类别之间的相互关系。不断重复发现、验证,最终真实正确认识现象,发展出经得起实践检验的理论。

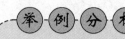

综合质性和量性方法的研究*

目的：了解临床护理人员及护生对临床护理专家(CNS)的认知情况,为促进CNS的发展提供依据。方法：综合量性及质性研究方法,采用问卷对临床护理人员、护生共190名进行CNS认知情况调查,并采用立意取样法对9名临床护理人员进行质性研究。结果：调查对象均肯定了CNS的重要性,希望成为一名CNS的占78.4%;临床组与非临床组受调查者认知程度不同,在能力、工作业绩、地位方面2组比较差异有统计学意义。结论：要提高临床护理人员及护生对CNS的认知程度,并从CNS必备的核心能力方面进行培养,同时要提高CNS的地位和明确角色功能,从而促进我国护理事业的发展。

* 引自：邓婷,廖海涛,韦义萍.对临床护理专家认知的量性及质性研究.中国实用护理杂志,2014,
　　30(5)：12－15.

小　结

1. 质性研究的概念：是定性研究,是对某种现象在特定情形下的特征、方式、含义进行描述、归纳、分析、解释的过程。

2. 质性研究的类型 { 现象学研究 / 扎根理论研究 / 民族志研究 / 个案研究 / 历史研究

3. 质性研究的基本步骤 { 确认研究问题 / 选择参与者 / 收集资料 / 分析资料 / 撰写研究报告

【思考题】

(1) 简述质性研究的概念。

(2) 护理质性研究的常用方法有哪些?

(3) 护理质性研究的基本步骤有哪些?

（廖月霞）

第九章 护理研究论文的撰写

学习要点

- **掌握**：护理研究论文撰写的基本原则。
- **熟悉**：① 护理科研论文各部分的写作格式及要求；② 护理综述各部分的写作格式及要求；③ 护理案例报告各部分的写作格式及要求。
- **了解**：护理论文的撰写程序。

第一节 护理研究论文概述

护理研究论文是护理科学技术信息领域中的载体，它将护理科学中的新理论、技术、成果、经验和心得体会等用恰当的方式，严谨的科学态度，准确的语言进行科学的整理、归纳和分析等一系列思维劳动后，形成专业的论述性文章。护理论文也是进行护理成果推广、交流并不断提升护理水平的重要手段。护理研究论文主要分为科研论文、文献综述（综述）、案例报告等类型。

一、护理研究论文撰写的基本原则

1. 科学性 科学性是一篇科学论文的根本立足点，主要体现在 3 个方面。

（1）内容科学：科学研究必须尊重客观事实，立论科学，内容真实，方案可行，结果要忠于原始数据。

（2）表达科学：作者选题要科学，数据准确，论据充足，论证严密。

（3）可重复性：他人采用同样的实验方法和实验材料，也能够重复出论文所报道的研究结果。

2. 创新性 创新性是整篇论文的灵魂，是决定论文质量高低的主要指标之一。论文所报道的主要研究成果应是前人尚未发表过的新理论、新观点、新方法、新技术等。研究过程中可以借鉴但不能剽窃他人已经发表的科研成果。

3. 实践性 护理研究论文最为主要的功能是具有实践操作性，是护理工作者护理经验的总结、护理技术的展示。护理科研的主要目的是解决医学护理问题，指导临床实践，从而相辅相成，促进护理学的发展，因此论文必须具有实践操作性。

4. 可读性 写论文的目的是将研究成果向同行和社会展示，以得到同行和社会的认同，为后人所学习使用，这就要求写出来的护理科研论文必须具有良好的可读性。

5. 规范性 护理科研论文具有固定的格式和统一的规范，论文撰写需紧密结合投稿期刊的具体要求。文章中所涉及的医学名词、计量单位、缩写等应该使用国际通用的规范化用语。

二、有效寻找护理论文的切入点

在护理研究论文撰写的基本原则的指导下，寻找护理研究中的新领域、新课题，巧妙发现论文的切入点，主要途径有如下几种。

1. 在实际工作中发现科研问题 护理工作者要做个有心人，在自己或本院的护理工作中处处留心观察，善于思考，敢于质疑矛盾之处，并及时概括总结，找出护理领域的空白区，从而寻找课题。

2. 从文献中分析科研问题 从大量的文献阅读中了解别人在做什么，做到什么程度，还有哪些问题是有待解决的，自己可以做些什么，进而分析出恰当可行的科研问题。

3. 从业内同行交流中凝练科研问题　　广泛参与业内同行的讨论,比如学术会议、课题总结等,了解同行关心的问题,尤其是目前尚待解决的问题,结合自己的实际工作环境,寻找合理的支持系统,有效发现科研问题。

4. 从课题指南中捕获科研问题　　认真、仔细研读各级官网公开发布的课题指南,从课题指南中挖掘出目前关注的又亟待解决的科研问题,结合自身实际,合理凝练出科研问题。

第二节　护理研究论文的撰写

护理研究论文在医学论文体裁中属于原始报告,其特点是以事实为依据,以现代科学知识为理论指导,经过细致、严密的科研设计,通过实验研究或临床观察等方法,将获得的原始资料经过科学的统计处理、分析后所形成的学术论文。医学科研论文撰写格式包括如下几个部分:题目、作者署名与单位、摘要、关键词、正文(包括前言、材料与方法、结果、讨论、结论)、致谢(非必须)以及参考文献。

一、题　　目

论文的题目,又称文题、标题或题名,是论文内容的窗口,好的题目具有"画龙点睛"之力。题目应当以最恰当、最简明的词语逻辑组合对论文的主要内容进行概括。题目通常为一个完整的陈述句,有时也可用疑问句来呈现;以短标题为主,一般包含:研究对象、处理方法和达到的指标。科研论文在命题时还应该注意以下几点。

1. 新颖　　文题应有特色和新意,包含新观点、新认识、新方法,避免简单抄袭已有文献的题目。新颖的题目能够引起编辑和读者的关注。

2. 贴切　　即题目应准确反映论文的主要内容,与内容贴切。在书写文题时应避免以下问题发生。

(1) 题目过大:题目反映的研究范围超出文章中真实的研究领域,让人抓不住要害。如一篇"胃大部切除患者术前健康教育要求"写成"术前患者健康教育要求"就超出了文章中真实的研究范围,缺乏针对性。

(2) 题目过小:即题目中反映的研究范围小于文章中真实的研究领域。

(3) 文不对题:即文章内容和题目不相符合。

3. 醒目　　题目应准确反映全文的特定内容,同时要有新鲜感、有特色,能诱导读者的研究兴趣。

4. 精练　　题目用词应力求简短精练,一目了然。尽量使用最简短的文字概括全文内容,一般题目不宜超过 20 个字,层次也不宜过多,尽量不使用副标题。

5. 可检索　　题目的设定要便于二次文献收录、编制索引,便于读者筛查文献,检索信息,根据题目可大致判断论文的基本内容。题目要尽量使用专业性较强的词汇,尽可能揭示出所写的具体内容。

二、作者署名与单位

论文题目下面必须写上本论文所有作者的姓名及其工作单位。

1. 署名的目的

(1) 承担责任:署名是一项严肃的问题,论文的署名作者必须承担该论文发表后所带来的影响和责任,包括法律责任、学术责任和道义责任。国际科技期刊实行通讯作者制,通讯作者是论文的主要责任人,对论文的科学性、结果和结论的可信性负主要责任。

(2) 展示成果:论文是作者辛勤劳动的成果,通过在本领域的学术期刊中发表论文使得自己的研究成果得到社会的承认。

(3) 促进交流:论文的刊出目的不仅是展示自己的劳动成果,更重要的是进行学术交流、促进共同进步。

2. 署名作者的条件

(1) 课题的构思、设计、分析以及资料的解释者。《生物医学期刊投稿统一要求》规定,参与以上工作者才有署名资格。

(2) 文稿的撰写者,或对文中重大内容作重大修改者。

(3) 同意最后修改稿发表者。

三、摘 要

摘要是整篇论文的主要内容的摘录,通常用最简明的语言综述文章重要内容,是论文的高度概括。摘要撰写内容如下。

1. 研究的目的 指论文研究宗旨及要解决的问题,通常1~2句话。

2. 研究方法 指论文的研究对象、研究途径、实验范围及分析方法等。

3. 结果 指论文重要数据及其统计学意义。

4. 结论 指本研究中作者最想阐述的观点以及这些观点的意义和价值,是否还有尚待解决和需要进一步研究的问题。

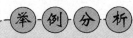

选题:养老机构老年人自我护理能力与生活方式、健康状况、健康服务利用的关系*

该论文的摘要为:目的:了解乌鲁木齐市养老机构老年人自我护理能力与生活方式、健康状况、健康服务利用的关系。方法:2011年9月~2012年6月,采用自我护理能力测量量表及自行设计的一般情况问卷对15所养老机构中的317名老年人进行检查。结果:老年人自我护理能力评分为(106.50±20.46)分,处于中等水平;多元线性回归分析显示,自我护理能力的独立影响因素有健康教育、教育水平、运动、慢性病、健康自评、饮酒、曾经从事职业。结论:老年人自我护理能力对生活方式、健康状况、健康服务利用有一定影响,养老机构护理人员应通过提高老年人的自我护理能力,使其形成良好的生活方式,改善健康状况,更好地利用健康服务,提高生活质量。

* 引自:刘永兵. 养老机构老年人自我护理能力与生活方式、健康状况、健康服务利用的关系. 护理研究,2014,28(8):2835-2838.

四、关 键 词

关键词是指从论文的题目、摘要或正文中摘出的,对解释和描述文献主题内容来说重要的、关键性的词语。关键词的作用在于便于读者了解论文主题,利于计算机收录、检索和储存。每篇论文的关键词不超过5个。关键词的选择方法如下。

(1)细读全文,找准论文的核心内容。

(2)根据论文主题,将描述主题概念的那些具有关键性的词抽出,但要遵循《医学主题词注释字顺表》等选取合适的词。

(3)选定上位词和自由词,即在主题词表中找不到相应的词时,可选用与主题词概念关系密切的主题词进行组配标引,例如:"花"是"鲜花"的上位词,"植物"是"花"的上位词,若无合适的,应选用直接上位主题词标引;新理论、新技术、新试剂等尚未收入主题词表的,可直接引用为关键词,称为自由词。

(4)选定副主关键词,副主关键词的作用是与主题词组配,对主题词进行限制,提高检索的专指性,一般在科技期刊中较少使用。

五、正 文

正文为科技论文的主体部分,其内容的写法具有固定的格式,包括前言、材料与方法、结果、讨论等几部分。

1. 前言 前言是论文的开场白,其作用是让读者了解研究什么、为什么要进行这项研究。对于护理论文,主要包括开展此项临床护理研究的动机、必要性和意义,提出目前尚待解决的问题,点明此项护理研究的特色及类型。前言的写作内容一般包括历史回顾、说明概念、提出问题、概述全文和引出下文五部分。

(1) 历史回顾：指通过对历史（研究现状和背景）的回顾，扼要阐述开展本课题研究的动机、目的和意义。

(2) 说明概念：指对文中将引出的新的概念或术语加以定义或阐明，以使读者更好地理解下文。

(3) 提出问题：前言的核心部分，在历史回顾的基础上分析并提出在研究领域中有待解决的问题。

(4) 概述全文：指概括地介绍全文资料、方法和结果，使读者对全文有一个概括的了解，但不涉及具体内容。

(5) 引出下文：使用1～2个过渡性语句点出下文的主要内容，同时点明本研究是经验总结还是实验创新或是对旧方法的改进。

2. 材料与方法　材料与方法是科技论文的基础部分，是判断论文严谨性、科学性、先进性的主要依据，是为他人重复或借鉴该研究提供的基础资料。其核心是回答"如何开展研究"的问题。撰写内容主要分为如下几部分。

(1) 材料：主要包括研究对象的来源、性质、数量、选取和处理等。

1) 来源：指选取研究对象的时间、地点。如住院、门诊还是社区等，是否为随机抽样的样本，如果是随机抽样，则要详细交代随机抽样的具体方法。

2) 性质：指研究对象的性别、年龄、诊断、性格、文化程度、家庭背景、经济状况、既往史、现病史等。

3) 数量：指选取研究对象的数量。

4) 选取：指抽样方法、诊断标准、纳入标准和排除标准等。纳入研究的临床病例一定要有明确的诊断标准和确诊方法，应当是该病诊断的金标准或当前学术界比较公认的标准。

5) 处理：指对研究对象的安排，如分组以及分组的具体要求，通常研究要设立对照组。如果是随机分组，则要介绍实施随机分组的方法，如果采用分配隐藏或盲法分组，则也需做出相应的介绍。在研究前应列出表格，比较各组之间的基线水平，通常包括人口学资料和主要的临床特点，并进行统计学分析，以检验所纳入研究的各组之间是否有可比性。

6) 研究时间：应交代清楚研究的起止时间。

(2) 研究方法：研究方法是指对研究对象进行研究（调查、护理）的过程，不同论文类型对材料方法的撰写要求有所不同。临床护理实验研究论文一般包含以下几点：实验对象分组方法，实验仪器和试剂，实验环境和条件的控制，样品的制备方法，涉及动物实验要说明饲养条件，实验药品的配制方法，实验的具体步骤、操作要点、观察方法和指标，记录方法以及资料的收集处理方法。

3. 结果　结果是论文的核心部分，主要阐述论文经过严谨、细致的研究方法执行后得到的数据、观察到的现象，经过科学的统计处理及整理后，用文字叙述的形式报告出来。结果的记录和表达要绝对忠实于原稿记录，维护其真实性，不能添加撰写者的任何主观评价，很多时候，无论结果是阳性还是阴性的，都具有其价值性。结果的呈现有如下几种方式。

(1) 文字：文字记录是呈现结果的主要方法。文字表达应该围绕主题，重点突出，为结论和讨论留下空间，埋下伏笔。一项研究，拓展开来，可以从不同角度得出多个方面的结果，可以从不同角度写出几篇论文，但就某一篇论文而言，要紧扣主题，切忌面面俱到。一般应对所得数据进行统计学处理，并给出具体的统计值，比如百分比、均数、标准值、t 值、卡方值、P 值等。文字的运用需严谨，逻辑应合理。

(2) 表格：表格有助于将多组数字分类分层表达，使研究结果条理清楚，一目了然。通常多采用三线格的方式呈现。

(3) 图：用图像、图形等来展示结果，会使结果的呈现更为形象、直观，更为吸引人。图表应采用计算机软件来分析、制作，并按杂志要求添加标题。常用的图表通常分为线形图和柱形图，线形图常用于表达通过治疗处理后结果随时间推移所出现的动态变化。柱形图常用来表达各独立时间发生频率的比较。需要注意的是，原始图片或照片一定要清晰，图片的拍摄倍数要齐全，必要时可通过计算机软件进行处理。

4. 讨论　讨论主要是对研究结果进行关键性、凝练性阐述，用已有的理论对自己的研究结果进行讨论，并对实验结果的各种资料、数据、现象等进行综合分析，指出结果的理论与实践意义。讨论内容可包括该领域的研究动态，论文科研设计的评价，已获得的结果基础上展望，对实践的指导作用与应用价值等。

讨论部分是论文的精华部分，在撰写时应注意讨论部分必须与本文结果紧密联系，同时分析过程要多结合理论和以往的研究，并准确标注引用的参考文献。

六、致　　谢

在课题研究和科研论文写作过程中会有一些单位或个人提供帮助和支持,而这些人又不符合作者署名的条件,致谢部分是对这部分单位或个人的感谢。致谢原则上要征得被致谢者本人的同意。致谢一般单独成段,放在正文之末和参考文献之前,但致谢并非每篇文章都必须有。

七、参 考 文 献

参考文献是科技论文中不可或缺的一部分,它反映论文广泛的科学依据、起点、深度及论文作者科学严谨的态度,表明作者对他人劳动的尊重,免除抄袭、剽窃他人成果的嫌疑。

原则:只录注与论文具有指导性意义的、最主要的文献,通常采用本研究领域近3～5年的文献为宜;文献引用一定要准确,作者要通读自己文中所列出的文献,并加以综合,万万不可从其他文献中照抄其引用的文献而不去阅读全文,这样可能会导致完全歪曲原文的主旨,导致以讹传讹;参考文献录注时的标号必须与文中的角标严格一致;参考文献的编辑格式,要严格按照投稿期刊的要求。对于众多文献的编辑是一件烦琐的工作,建议在写作时使用 Endnote 等参考文献管理系统进行,可有效进行正确的文献组织和标引,节省工作量。

论文初稿完成后,作者要反复修改和补充,或请同行予以审定,避免错误或不妥之处。审定文稿时应着重注意下列问题:资料来源是否翔实,引用文献是否正确,文稿的节段划分是否合理,符号、计量单位、数值是否正确一致,名词、术语等用语是否规范,文稿中是否有产生歧义或可能引起误解的文字。

第三节　护理文献综述的撰写

文献综述简称综述,是就某一研究专题搜集、查阅某一时期内大量相关文献资料,通过阅读、分析、整理,提炼而做出的综合性介绍和阐述的一种学术论文。它要求作者既要对所查阅资料的主要观点进行综合整理、陈述,还要根据自己的理解和认识,对综合整理后的文献做出专门的、全面的、深入的、系统的论述和评价,而不仅仅是相关领域学术研究的"堆砌"。

一、综述撰写步骤和要求

1. 选题　综述的内容应该是作者所从事或熟悉的专业领域,作者对此有比较全面深入的认识,这样才能在掌握动态、理解文献内容的基础上全面、客观地进行谋篇布局。综述的选题原则以及注意事项同护理科研论文命题要求。

2. 收集和分析资料　确定好基本选题后,就要围绕题目搜集相关文献。文献的搜集越全越好,尤其是涉及新发展的领域,文献数量可能较少,更要搜集全面。从某种意义上讲,所阅读和选择的文献的质量高低,直接影响文献综述的水平。文献收集的具体注意事项如下:

(1) 文献要新:收集文献以近期期刊为主,精读1～2篇现刊文献,明确主题后利用关键词,通过追溯法,利用手工检索、计算机检索等方法搜集所需文献。

(2) 精选文献:文献要精选,选用具有权威性、新颖性的文献,多查阅国外权威期刊和具有影响的护理学期刊上的文献。

(3) 阅读、综合和整理资料:作者对收集到的文献资料按年代先后进行编号,先阅读近期文献,采用先综述后单篇,先文摘后全文,先泛读后精读等方法阅读分析文献,同时可将重要论点和数据,用卡片摘出,便于分类、比较、归纳。阅读时,还要结合自己的工作经验,善于判断其实验设计是否科学、统计是否正确、分析推理及结论是否合理、结果和观点是否有新意。

3. 写作

(1) 拟定提纲:在正式写作之前,列出一个较详细的写作提纲,写出各级的大小标题,然后将收集的资料分别归入相关部分,并排好使用顺序。提纲应明确、细致,以免撰写时重复和遗漏。

(2) 写作:根据写作提纲,将各项内容展开。文献综述初稿完成后要反复修改和补充,力求完善。

二、综述的撰写格式和内容

综述与一般研究性论文的格式有所不同,研究性论文注重研究的方法和结果,而综述主要是介绍与主题有关的详细资料、动态、进展、展望以及对以上方面的评述。一般来说,综述的写作由题目、摘要和关键词、前言、正文、小结和参考文献组成。

1. 题目　综述的题目具有相对固定的格式。一般由两部分组成,即综述涉及的对象和说明语,如"糖尿病足的护理新进展"中"糖尿病足"为综述涉及的对象,"护理进展"为说明语,但也可以不用说明语。

2. 摘要与关键词　综述的摘要属于指示性摘要,需要反映出论文的主题思想,不能过于简单,否则读者难以获得全文纲要性信息。摘要一般仅概括论文报道的主题,而不涉及具体的数据和结论,应控制在 200 字以内。关键词的要求同科研论文。

3. 前言　前言是作者对本篇文章基本特征的介绍,简明扼要。前言的目的主要介绍文章叙述内容的历史背景、相关护理问题的现状、存在问题、发展趋势等,指出综述的目的及意义,以引出正文。综述文章往往不单独列出"前言"小标题。

4. 正文　正文是综述的主要部分,以论据和论证的形式提出问题、分析问题和解决问题。写作中要突出"新"、"全"、"综"、"顺"的特点,即内容新颖,全面概括相关领域的资料并进行客观如实反映,对搜集到的资料进行综合加工、整合,并且要行文流畅、条理清晰、详略得当。正文的写作一般包含三种方法:纵式写法、横式写法和纵横式写法。

(1) 纵式写法:"纵"的意思是围绕某一确定的主题,要纵观其历史发展,按时间上的先后顺序或专题本身的发展层次,对其发展的历史沿革、目前现状进行整合、描述,并在此基础上对其未来的走向进行分析、展望。纵式写法要脉络分明,即对某一专题在各个阶段的发展动态做扼要的描述,如已经解决了什么问题,取得了什么成果,还存在什么问题,今后发展的趋向如何等。对这些内容要把握层次,清晰描述,同时要注意详略得当。

(2) 横式写法:"横"是指要横向把握某一研究专题的国际、国内动态,综合各家之言,进行描述和比较。通过横向比较,既可以分辨出各种观点、方法、成果的利弊,又可以把握国内外的研究水平、研究动态以及对该领域的关注程度,可及时把握一些热点问题,找出其中的"兴奋点",结合自己的工作实际,构筑、凝练自己的研究方向。

(3) 纵横式写法:是指在同一篇综述中,同时采用纵式和横式的写法。也是目前撰写综述常用的写作方法。如,在描述某一专题的历史发展时采用纵式写法,而在写作其目前现状时多采用横式方法。

5. 小结　小结部分应与前言部分相呼应,即小结对前言部分提出的问题应给予一个较明确的答案。可概括性地总结综述主体部分提出的各种观点、研究结果、最终结论,并指出未来的发展趋势。小结的写作内容包括:

(1) 对主体部分叙述的内容归纳、总结,得出最终的结论或提示,应与前言内容相呼应。

(2) 对主体部分各问题提出评论性的意见,明确赞成什么、提倡什么或不同意什么。

(3) 对今后研究方向提出建议或展望。

(4) 对有争议的学术观点,小结时用词要恰当和留有余地。

6. 参考文献　参考文献的写作要求同科研论文写作要求。

第四节　案例报告的撰写

一、案例报告的概念及特点

案例报告是针对在临床上的特殊的、具有典型性的病例,将其护理过程中对科研或临床护理实践有指导意义的部分进行总结,并进行详细报告、分析的一种论文写作体裁。其目的是促进护理经验的交流、有效护理措施的普及,以及对护理工作中个性特征及共性规律进行探讨。这有利于对特定病例的规范化护理,有利于促进有效、高质护理理念及措施的形成。案例报告通常具有如下的特点。

(1) 案例报告的实例数量不受限制,可以选取一例特殊患者进行研究,也可以是具有共同特征的几例患者,或者是能够反映案例核心理念的某几个人或集体的综合。

(2) 案例应具有特别的意义,能给读者、同行带来新的启发和认识,报告中的案例应该存在一定的特殊性。

1) 新发现或极少见的疾病:即选择那些国内外很少见或从未遇到过的病种加以介绍。如"国内首例非典患者的救治与护理"一文,着重介绍了国内首例非典患者的综合护理过程,达到帮助护理人员认识这一国内新出现的疾病的临床症状、体征、实验室检查,及相关护理措施等目的。

2) 吸取经验的个案:即通过对临床护理极有价值的成功的护理措施的总结,使得其他护理人员获得相应案例的护理经验。

二、案例报告的写作

案例报告作为论文的一种,要求具备一定的科学性与严谨性。个案报告的写作一般包括文题、摘要和关键词、前言、病例介绍、护理措施、讨论、小结和参考文献。

1. 文题　　文题的写作要求与其他体裁医学论文有相通。

2. 摘要和关键词　　摘要用简明扼要的语言介绍病例的特点、护理内容的概要及护理效果,一般100~150字。关键词的要求同护理科研论文。

3. 前言　　前言是个案报告的开篇语,主要写作内容包括提出研究的护理问题、个案报告的目的及意义,主要包括疾病的概念、选题的历史背景、该疾病的治疗护理现状和特点,引出个案,并概述全文,引出下文。前言通常以150~250字为宜。

4. 病例介绍/临床资料　　个案报告中病例介绍的重点及内容取决于文章的内容和写作目的,其中内容的侧重应与文章的题目及护理措施相一致。根据案例的多少,该部分称为案例介绍或临床资料。

病例介绍时应多介绍与护理有关的资料,而不是机械地抄写医生的病历和医嘱。案例介绍一般包括患者的一般情况,如性别、年龄、疾病诊断、疾病的发生、发展和结局,以及与护理措施相关的内容。

5. 护理　　护理部分是案例报告的重要部分,这部分的写作顺序比较自由,可以按照护理的程序,分为护理评估、护理诊断、护理计划、护理实施、护理效果和护理评价六个部分。也可以按照时间顺序(如术前、术中、术后)来书写,还可以分为护理问题、护理措施来论述。

护理措施是案例报告的核心内容,其撰写主要分为如下部分。

(1) 突出护理措施的特殊性、独特性和针对性。特殊性包括病例本身的特殊性,患者本身或所处环境的特殊性,由此导致的护理问题、护理措施、甚至护理效果评价方法上的特殊性。其次要体现护理措施的独特性和针对性,即作者运用掌握的知识和技能针对患者存在的护理问题采取的个性化、有针对性的护理措施。

(2) 护理措施的介绍应详细、具体、详略得当。对于特殊案例或某案例采用了个性化的护理措施,必须介绍采取的特殊护理措施。

(3) 案例报告属于经验型论文,目的是介绍作者的具体做法,供同行借鉴。因此,在书写时应该按照"做了什么"、"怎么做"的方式进行介绍,使读者阅读后能够参照实践,体现出论文的实用性和推广价值。

(4) 每项护理措施实施后应有效果评价。效果评价应是患者接受护理措施后的反应,如患者对健康状况的接受程度是否有改变、对护理是否满意等。避免使用一些医疗和护理的综合结果来评价患者的护理效果。

(5) 对所采用的措施如果综合了以往报道的方法,或对措施机制的阐述,均应标注文献出处。

6. 讨论　　讨论部分无固定格式,也无严格的内容要求。一般应以文章报告的个案为基础依据,以文献资料为辅助论据,围绕护理的难点、重点、优点、创新点,分析所采取措施的原因,阐述为何采用这种措施的理论依据等。讨论是案例报告的重要组成部分,有些论文将讨论的内容合并在相应的护理措施中介绍。

7. 小结　　小结与前言相呼应,简明扼要地概括本案例的护理特点、总结所采用的护理经验和体会。

8. 参考文献　　案例报告的参考文献相对其他类型的论文数量较少,具体写作要求同科研论文撰写要求。

总之,个案报告的写作与其他医学论文有许多相通之处,但其三大重点不能忽视,即完整的、重点突出的病例,详尽的护理措施,以及精辟的讨论。

小　结

1. 护理研究论文概述 { 护理研究的概念
论文撰写的基本原则
有效寻找课题的方法

2. 护理科研论文的撰写 { 护理科研论文的概念
护理科研论文撰写步骤及注意事项(题目、作者署名与单位、摘要、关键词、正文、致谢)

3. 护理文献综述的撰写 { 文献综述概念
综述的选题与资料收集
综述撰写步骤

4. 案例报告的撰写 { 案例报告的概念、特点
案例报告的撰写

【思考题】

(1) 护理研究论文撰写的基本原则?

(2) 如何有效把握护理研究的选题?

(3) 护理研究论文的三种形式在结构与格式上有哪些异同?

(4) 运用所学知识,尝试写一篇护理论文。

(戴　华)

第十章 护理科研的管理

学习要点

- **掌握:** ① 护理科研管理的主要内容;② 护理科研项目的来源和管理程序
- **熟悉:** ① 科研经费使用范围和使用原则;② 科技成果推广转化的途径。
- **了解:** ① 科技成果的特征和等级;② 科技成果推广转化中各主体的作用。

第一节 护理科研管理的内容

一、护理科研队伍建设与管理

科技人才是科研工作中举足轻重的关键因素,加强队伍建设是提升护理科研水平的基础。科技人才管理包括:发现选拔人才,培养造就人才,引进吸纳人才,管理使用人才。既要发挥中老年专家的作用,更要抓紧青年人的培养,提高护理骨干的科研水平。对确有专长的护理人员,应积极创造条件,加大培养力度,使其在科研方面发挥引领作用。为了开展实验研究及新学科、边缘学科的研究,还需不断吸收相关专业人员充实到护理科研队伍中来。

二、编制规划和计划

规划是制订全面长远的发展计划,是对未来一定时期内护理科研整体方向的把握。规划具有长远性、全局性、战略性、方向性、概括性和鼓动性,是融合多要素、多人士看法的护理科研领域的发展愿景。计划是在规划的规定和指导下,根据一定的决策目标作出的落实措施和具体安排,具有时间短、内容详细而具体、便于执行与检查等特点。

规划和计划都是对护理科研方向、方案的设计,二者是总体与局部、宏观与微观的关系。编制规划和计划,有利于确定一定时期内护理科研的重点领域和研究方向。我国护理科研起步晚、起点低、选题局限、总结性文章多,前瞻性研究少。为提高护理科研水平,必须在战略高度加强对科研工作的组织领导和宏观指导,制定出高起点的科研规划和执行性强的研究计划。

三、评议科研设计

凡是现实中尚未解决的护理问题均可以成为护理科研项目的选题题材。但必须对相应选题进行充分调研,对解决问题的方案作科学合理的设计,并为课题实施的可行性开展一定的预实验。一个新的选题,在完成课题设计及预试验之后,还需经过同行的函审或/和会议评议,对课题进行论证。评议内容主要包括:课题的创新性如何? 是否具有重要的理论或实践意义? 研究内容、方法和技术路线是否合理? 理论上和实施上的可行性如何? 承担团队是否具有足够的工作基础和研究背景? 承担单位是否具备必要的研究条件? 经费预算和研究计划是否合理? 同行专家的讨论评议,可使项目设计更加合理完善,帮助资助机构在确立项目时减少盲目性、片面性或重复性。

四、课题实施过程管理

课题一经批准设立就应迅速组织实施,课题实施过程的管理主要由项目负责人执行,项目负责人必须对课题的实施和完成全面负责,认真做好对课题组成员的组织、协调、指导和考核工作。管理部门根据批准的"计划任务书"或"项目合同"抓好项目过程管理,定期检查课题进度和阶段考核指标的完成情况,是否取得重要的阶段性成果,是否存在问题或困难,经费开支是否合理等。过程管理一般包括季度或年度检查、中期检查和结题验收等环节。阶段检查如发现研究工作停滞不前,则应对项目进行重新论证,以便及时调整研究方向,原课题论证存在较大漏洞时,应终止原研究计划。无故不执行计划与合同研究任务的,应撤销已立项项目,必要时须追究相应法律责任。项目结题取得优秀成果者应给予表扬鼓励。

五、科研经费管理

科学研究必须有科研经费的支撑才能进行,如何科学合理地计划和使用科研经费也是护理科研管理的一个重要环节。在目前护理科研经费紧缺的情况下,一方面科研人员必须多方面、多渠道争取科研经费,另一方面必须加强科研经费管理,合理使用科研经费,以最少的投入达到最佳的效果。

六、科研成果管理

科研成果是指科研人员在某一科学技术研究项目或课题研究范围内,通过实验观察、调查研究、综合分析等一系列脑力和体力劳动所取得的,并经过评审或鉴定后确认具有学术意义和实用价值的创造性结果。它是科技工作者辛勤劳动的结晶,是人类重要的精神财富和物质财富,是一种具有特殊意义的生产力,也是衡量科学研究任务完成与否,质量优劣,以及科研人员贡献大小的重要标志。科研成果应符合三方面的条件。

1. 具有创造性、先进性　　创造性是指理论上的新创见,技术上的新提高。先进性是指在成果的技术价值和技术水平上有所提高。

2. 具有社会价值(科学价值或经济价值),并得到社会的公认　　既要有实用性,又要符合科学规律,具备实施条件,满足社会要求,经济价值高。

3. 经过技术鉴定或评审　　鉴定或评审应实行同行专家评议,评议为合格者,才能算作成果。

七、科技档案管理

科技档案是指在科研活动中形成的,应当归档保存的原始实验记录、图表文字材料、统计资料、照片、影像、录音等科技文件材料,以及课题、经费、仪器设备、成果、人才、学科、科技信息等。科技档案管理的基本任务是收集、整理、鉴定、统计、保管和提供利用等六个方面。科研管理部门针对以上六个方面建立和完善相应的管理制度,保证科技档案的完整、准确、系统、规范,以利于科研工作总结。

第二节　护理科研项目的管理

科研活动一般依托科研项目的实施来开展,所谓科研项目是指为实现明确的特定科学技术研究目标而规定的一系列独特、复杂并相互关联的研究任务,这些任务必须在特定的时间、预算和资源限定内依据规范来完成。

一、项 目 来 源

与其他领域的科研项目相似,护理科研项目包括纵向项目、横向项目和单位项目等。

1. 纵向科研项目　纵向科研项目是指来自国家各级政府或各类学术团体资助的科研项目。项目主管部门一般定期公开发布项目申请通知,由各高校或科研院所的科技管理部门(科研处)统一组织教学科研人员申报,经专家评审通过后(含投标)得以立项,不同级别的项目常有一定的资助资金作为课题实施的经费。

纵向科研项目分为国家级、省部级、市厅级三类。

(1) 国家级项目:2014年12月3日,国务院印发了《关于深化中央财政科技计划(专项、基金等)管理改革的方案》。方案根据国家战略需求、政府科技管理职能和科技创新规律,将国家各部门管理的科技计划(专项、基金等)全部纳入统一的国家科技管理平台管理,整合形成五类科研项目。

1) 国家自然科学基金:资助基础研究和科学前沿探索,支持人才和团队建设,增强源头创新能力。

知识拓展

国家自然科学基金委员会(简称自然科学基金委)以"支持基础研究、坚持自由探索、发挥导向作用"为战略定位,坚持"依靠专家、发扬民主、择优支持、公正合理"的评审原则,着力培育创新思想和创新人才,加强对科研工具研制的支持。资助体系包含研究类、人才类和环境条件类3个项目系列,其定位各有侧重,相辅相成,构成科学基金的资助格局。

2) 国家科技重大专项:聚焦国家重大战略产品和重大产业化目标,发挥举国体制的优势,在设定时限内进行集成式协同攻关。

3) 国家重点研发计划:针对事关国计民生的农业、能源资源、生态环境、健康等领域中需要长期演进的重大社会公益性研究,以及事关产业核心竞争力、整体自主创新能力和国家安全的战略性、基础性、前瞻性重大科学问题、重大共性关键技术和产品、重大国际科技合作,按照重点专项组织实施,加强跨部门、跨行业、跨区域研发布局和协同创新,为国民经济和社会发展主要领域提供持续性的支撑和引领。

4) 技术创新引导专项(基金):通过风险补偿、后补助、创投引导等方式发挥财政资金的杠杆作用,运用市场机制引导和支持技术创新活动,促进科技成果转移转化和资本化、产业化。

5) 基地和人才专项:优化布局,支持科技创新基地建设和能力提升,促进科技资源开放共享,支持创新人才和优秀团队的科研工作,提高我国科技创新的条件保障能力。

上述五类科技计划(专项、基金等)均涉及人类健康问题,护理科研应都可申报其中项目。此外,护理科研人员还可申报国家社会科学基金项目。

(2) 省部级项目:省部级项目(课题)是指国务院各部委办局项目、省科协、社科联、科技厅、教育厅等资助的项目。如江苏省科技厅每年都资助一批科技支撑项目、产学研前瞻性项目及基础研究项目等。

(3) 市厅级项目:市级(不含县级市)项目是指市科协、社科联、科技局和教育局项目。

2. 横向科研项目　横向科研项目是指由企事业单位、公司、团体或个人委托科研人员进行研究或协作研究的各类课题。开展横向科研项目的方式有:科技开发与协作;技术成果的转让;科技咨询等技术性服务;企事业单位资助项目;国际间企业合作项目。

3. 单位科研项目　科研项目的研究经费来自本单位时可称为单位科研项目,也需由研究人员申报,经单位评审委员会评审通过后立项,是科研人员根据学科发展、个人兴趣,结合自己的专业特长、工作条件,从单位实际出发来选定的科研题目。在目前护理科研基础普遍不强的情况下,单位一般应予以经费资助和大力鼓励。

二、项目管理程序

项目管理由立项管理、实施管理、结题验收管理三部分组成。

1. 立项管理　科研立项是研究人员开展科研工作的主渠道。护理科研如何打通这条渠道,如何在这条路上走得更远,与科研人员项目申报水平和单位科研管理水平的关系很密切。因此,掌握一定的申报和管理策略对于提升立项层次具有重要意义。

（1）调研、选题、预试验：科技管理部门应组织和引导科研人员努力调研和发现护理工作实践中亟须解决的实际问题，寻找未来一定时期内护理科研工作的发展方向，结合国家和地方政府当年科技项目申报指南中关于护理科研的指导方向，或者结合企事业单位生产实践工作的实际需要，选定计划申报的科研课题。选题应遵循需求性、创新性、科学性、可行性、效能性等原则。当前脑血管疾病、心血管疾病、恶性肿瘤三种疾病已占死亡总人数的半数以上，严重威胁人们的生命健康，所以这三种疾病的防治是当前医学科研的重点。护理科研在选题时如果以这三种疾病的护理、预防、保健作为研究方向，中标几率可能比较高。有些申请者调研不够充分，在选题环节就出现偏差，课题缺乏新意，提出的问题是国内外学者已经做过的工作。课题是否切实可行，除了必须有充分的科学理论分析和完备的技术方法作支撑外，还必须开展一定的预试验。当预试验的结果初步证明申请人提出的科学假说时，申报项目就具有了获得立项的工作基础。

（2）撰写标书，组织申报：项目申报书（标书）撰写中经常出现的问题有：立项论证不充分，科技文献资料阅读量不足，国内外研究现状论述不够深入；提出的科学问题太宽泛，不准确；研究目标的描述不够清晰；研究内容不够完整；研究方案可行性不强；研究团队结构不合理；工作基础不强等。

标书质量的高低对于项目能否获得立项资助至关重要。科研人员自身必须高度重视标书的写作，掌握相应的标书撰写技能。科研管理部门在项目申报过程中也发挥着举足轻重的作用，可采取适当的策略引导科研人员发现问题，激发申报热情，提高项目申报效率。同时尽力给予申请者以必要的关心和帮助，组织邀请相关领域专家学者对申请人进行各种形式的指导，如讲座报告、专场辅导，甚至一对一的标书修改润色等。必要的时候，还需加强信息交流，组织与其他单位联合申报，做到取长补短，避免单打独斗，确保课题获准立项。

另外，科技管理部门或承担单位的学术委员会需给予申报项目以实事求是的具体评价、形式审查并签署意见。

（3）课题立项、签订合同：课题获得批准立项后，承担单位应组织负责人签订项目任务书或项目合同，规定课题的研究内容或任务、研究进度安排、具体考核指标等。项目合同签订后应严格执行。

2. 项目实施管理　　保证科研项目的顺利开展是项目管理的第二个重要环节。项目负责人需全面落实课题研究任务，定期做好课题进展的汇总工作，按进度计划完成相应考核指标，并填写年度或季度报告。科研管理部门应对课题进展、经费使用等情况作定期检查，一方面帮助科研人员解决困难，另一方面可督促课题如期进展，发现问题，及时纠正。

3. 课题验收管理　　项目研究到期后应及时组织结题验收，安排项目负责人按规定撰写验收申报书，审查经费使用情况，总结整理和提交课题实施过程中产生的论文、专利、著作等研究成果。结题验收形式一般为会议评审或通讯评审。会议评审由科研管理部门邀请专家召开评审会议，听取项目负责人的验收报告，并审议提交的项目验收材料，形成是否通过验收的意见。通讯评审时专家只审议邮寄的纸质验收材料，或网络提交的电子验收材料，形成审阅意见。科技管理部门按要求对验收材料归档。

第三节　科研经费管理

科研经费是科学研究的物质基础，科研项目得以开展和完成的必要保障。多方筹措经费，有效管理经费，保证合理使用经费，是科研管理的重要职责和主要内容之一。

一、科研经费的主要渠道

获得批准立项的项目一般有一定经费资助，项目来源或经费渠道可参考本章第二节有关内容。此外尚可争取的经费主要有以下几项。

1. 科技成果转让费　　专利或产品等研究成果可转化为经济效益，获得的收益应允许按一定比例提取后用于科研工作。

2. 学科或专科建设费　　高校、科研院所、医院等机构中常产生一些具有特定科研优势或特色的研究团队，形成重点学科或专科。上级主管部门或本单位一般会对重点学科或专科的进一步建设予以经费支持,这些建设费须用于科学研究、人才队伍建设及设备购置等。

3. 科技成果奖励费 很多单位或主管部门对于重大科技成果给予重奖,奖励经费除用于成果完成人的绩效分配外,剩余部分应用于护理科研的发展基金。

二、科研经费使用管理

1. 使用原则

(1) 政策性原则:科研经费是用于科学研究活动实施过程中产生成本的补偿性费用,必须切实做到单独建账、单独核算、专款专用。经费使用必须严格执行国家和单位的相关财政法规和财会政策,防止任何不符合财务政策的行为,保证科研活动正常进行。

(2) 计划性原则:项目经费必须做好收入预算和支出预算,任何资金活动必须按课题核算计划开支,保证合理使用经费。项目资助预算经批准后一般不做调整。由于研究目标、重大技术路线或主要研究内容调整,以及不可抗力造成意外损失等原因对资助经费预算造成较大影响而作相应调整时,必须按程序报请项目主管部门批准。

(3) 节约原则:经费使用应本着实事求是、精打细算的原则,最大限度地节省人力、物力和财力。

(4) 监督原则:科技管理部门和财务部门应制定必要的检查、监督制度,并指导科研人员正确合理使用经费,防止违反财务法规的经费报销行为发生。

2. 使用范围 各类科技项目的经费使用范围大致相同,一般包括直接经费和间接经费。直接费用是指在项目实施过程中产生的直接相关的费用,主要包括测试化验加工费、材料费、出版/文献/信息传播/知识产权事务费、燃料动力费、会议费、差旅费、设备费、国际合作与交流费、劳务费和其他支出等。

间接费用是指承担项目任务的单位在课题组织实施过程中产生的无法在直接费用中列支的相关费用。主要包括为课题研究提供的现有仪器设备及房屋、水、电、气、暖消耗,相关管理费用的补助支出,以及人员绩效支出等,其中绩效支出是指承担项目任务的单位为提高科研工作绩效而产生的相关支出。

知识拓展

近几年来,科研经费配置和管理中存在一些不符合科研规律的规定,如没有人头费,只有设备费;年初申请,年底给钱;要求基础研究领域的科研工作者在项目开始之初,就像工程预算那样精确列出科研经费预算等。2014 年,国家科技体制改革对科研经费的使用进行了重要调整,如经费分直接费用和间接费用两部分;通过提高执行度、加强灵活性、保证公正性来解决科研资源配置中不合理的部分;逐步增强基础研究的投入等。

第四节 科技成果管理

科技成果是人们在科学技术活动中通过复杂智力劳动所得出的具有某种学术或经济价值的知识产品。科技成果与知识产权和专有技术相似,是无形资产中不可缺少的重要组成部分,由科技行政部门认可,实施后能取得良好的经济、社会或生态环境效益。作为护理科研管理部门,必须把握时机,加强护理科研工作和科技成果管理,提高护理科研水平。

一、科技成果的特征和等级

1. 新颖性或先进性 在一定时间或空间范围内属首创,或者与已有同类科技成果相比更为先进。没有新创见、新技术特点,不能作为新科技成果。

2. 实用性 具有科学意义或经济价值和实用价值,符合科学规律,具有可实施的条件,能满足社会需要,并可以被他人重复使用或进行验证。

3. 具体性 具有完整独立的内容和存在形式,如新工艺、新产品、新材料以及科技报告等。

4. 权威性　需通过一定形式予以确认,如通过专利审查、专家鉴定、检测、评估或者市场以及其他形式的社会确认。科技成果一般可分国际、国内和省市三个等级和领先、先进和水平三个层次。领先层次是在一定时间和范围内超过同行业中已公开的先进成果;先进层次指在一定时间和范围内接近同行业中已公开的领先水平;水平层次是指在一定时间和范围内达到同行业中已公开的一般科学技术水平。

二、科技成果管理的内容

1. 科技成果鉴定　正确评价科技成果水平,做好护理科研成果鉴定,是加强科技成果管理,促进护理学成果推广应用的首要环节。科技成果鉴定是指有关科技行政管理部门聘请同行专家,按照规定形式和程序,对科技成果进行审查和评价,并作出相应结论。科技成果鉴定是主管科技工作的政府机关的行政工作之一,必须坚持实事求是、科学民主、客观公正、注重质量、讲求实效的原则,确保科技成果鉴定工作的科学性和严肃性。

(1)申请成果鉴定的条件

1)申请人为科技成果完成单位或个人,已全面完成项目合同或任务书规定的各项要求,且不存在科技成果完成单位或者人员名次排序异议及成果权属方面的争议;

2)技术资料完整、真实,能准确地反映该项研究成果的技术特征和总体性能,并符合科技档案管理部门的要求;

3)有经有关权威部门认定的科技信息机构出具的查新结论,确认达到相应水平。

(2)鉴定范围:应用技术成果可申请鉴定。基础理论研究成果、软科学研究成果、已申请专利的应用技术成果、已转让实施的应用技术成果、企业、事业单位自行开发的一般应用科技成果、国家法律、法规规定,必须经过法定的专门机构审查确认的科技成果等,一般不组织鉴定。

违反国家法律、法规规定,对社会公共利益或环境和资源造成危害的项目,不受理鉴定申请。正在鉴定的,应当停止鉴定,已经通过鉴定的,应当撤销。

(3)鉴定程序:参见本书第十一章"第一节护理科研成果鉴定"相关内容。

2. 科技成果奖励　参见本书第十二章"第二节医学专利申请的范围"相关内容。

3. 科技成果推广转化　科技成果的推广转化是指为提高生产力水平而对科学研究与技术开发活动中产生的具有实用价值的科技成果进行后续试验、开发、应用、推广直至形成新产品、新工艺、新材料,发展新产业等活动。通过护理科技成果的推广转化,把高新技术成果引入护理工作和护理科研,尽快转化为现实生产力,推动我国护理理论和技术水平的整体进步,提高医疗护理服务质量、保障人民健康。

(1)转化途径:科技成果的转化主要有直接和间接两种方式,这两种方式并非泾渭分明,而是经常相互包含。直接方式主要有:科技人员自己创办企业;高校、科研机构与企业开展合作或共同开发;高校、研究机构与企业开展人才交流。间接转化主要是通过各类中介机构来开展,机构类型和活动方式多种多样。在体制上,有官办、民办或官民合办;在功能上,有大型多功能机构(既充当科技中介,又从事具体项目开发),也有小型单一功能组织。

(2)转化主体的作用

1)政府:科技成果推广转化是复杂的系统工程,同时也是一项风险性事业。在科技成果转化过程中,政府需作引导,制定相应政策,促进科研机构与企业的协作融合。

2)企业:企业是科技成果推广和转化过程中的重要主体。企业可自行发布信息或委托中介机构征集所需的科技成果,或者征寻科技成果合作者,也可独立或与境内外企、事业单位、其他合作者实施科技成果转化,承担政府组织实施的科技开发或成果转化项目,还可与研究开发机构、高等院校等事业单位相结合,联合实施科技成果转化。

3)高校和科研机构:高等院校、科研院所等科研单位是科技成果的供给主体。在"科教兴国"战略指导下,高校和科研院所的科技创新工作取得了很大进展,总体科技实力、自主创新能力以及综合竞争力大大增强,正在成为我国科技自主创新的强大力量。

4)中介机构:技术市场开放后科技中介服务机构(如技术成果交易会、技术商城、技术开发公司、大学科技园、创业园、孵化器、生产力促进中心等）大量涌现，为技术供给方与需求方提供了有效沟通，成为技术与经济结合的切入点，是技术进入市场的重要渠道，对技术市场化进程产生很大推动作用。

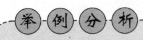

科研项目申请书

科研项目申请书一般包括以下几个方面，请按提示撰写一份关于科研项目申请书。

1. 标题　　项目主题为某种护理技术对某种疾病干预效率及其分子机制研究。据此设计3～4条研究内容，然后根据研究内容凝练出项目申请书的标题。标题一般少于25字，既要简明扼要地反映申请人的研究思想，又要突出项目亮点，力争使评阅专家对评审项目产生强烈吸引力。

2. 摘要　　摘要一般为200～400字。一般格式为首先点明相关研究领域中尚未解决的问题，然后说明申请人拟采用哪些研究方法，预期得到什么结果和结论，最后阐述本申请项目的理论或实践意义。

3. 立论依据　　分析国内外本领域的研究现状和发展动态，结合科学研究发展趋势来论述明确尚未解决的关键科技问题及其科学意义，结合医疗卫生事业的实际情况来论述其应用前景。须附主要参考文献目录，并在正文中标明引用位置。本部分写作中常见问题有：内容冗长或者太过简单；研究现状分析太过科普化；关键科学问题不够凝练；参考文献未标明引用位置，文献目录格式不规范，或者未附参考文献目录。

4. 研究内容、研究目标，拟解决的关键科学问题

（1）研究内容：即本项目想要做什么，一般3～4个部分为宜，根据申请项目的级别可作适当增减。此部分只阐述计划研究的若干问题，不涉及具体研究方法和手段。常见问题为将研究内容和研究方法混淆或混杂。

（2）研究目标：即本项目实施的目的，一般格式为：通过……技术方法，发现……现象，阐明……机制，明确……结论，证实……的理论和实践意义。不能与拟解决的关键科学问题相混淆。

（3）拟解决的关键科学问题：即对立项依据中提出的科学问题加以梳理和阐明。找出其中最核心的，影响全局进展的1～2个科学问题。

5. 研究方案和可行性分析

（1）研究方案：是对怎么做的具体阐述，需详细说明实验对象、每一步采用什么方法，体现具体的研究思路和技术路线。

（2）可行性分析：常包括理论分析可行性、实践技术可行性和研究条件可行性等方面。

6. 特色与创新之处　　与国内外同类研究相比有何独特之处，有什么别人未研究过的内容。一个普通项目，只要有2～3条创新点即可。

7. 预期研究进展和结果　　按每一年度或季度计划取得的结果进行撰写。并说明预期考核指标，如发表几篇论文，是否出版专著，形成什么技术标准，有无申报或授权专利等。

8. 研究基础

（1）本项目研究相关的工作积累和已取得的预实验结果，可体现申请者具备完成本项目的研究背景，且本项目已具有明确的实验现象，只需深入研究即可。

（2）已具备的实验条件，可从本申请单位和合作单位角度来阐述；尚缺少的实验条件及拟解决的途径，如已有购置计划及证明材料。

（3）申请者简历，一般不同类型申请书有自己的格式要求，按照相应要求撰写，并尽可能体现自己专业研究的背景。

9. 经费预算　　参照同期同类项目的资助标准进行预算，申请总数可略高于标准，每个支出科目需说明计算根据。项目经费应该主要用于科学研究。

小　结

1. 护理科研管理
　研究队伍建设与管理
　规划和计划编制
　科研设计评议
　科研项目实施过程管理
　科研经费管理
　成果管理和科技档案管理

2. 护理科研项目来源
　国家科技管理平台
　各部委
　地方政府和单位
　横向合作

【思考题】

（1）请简要说明护理科研管理的主要内容。

（2）护理科研人员可以从哪些渠道获取科技项目？

（3）简要说明护理科研项目管理的环节或程序。

（4）科技成果鉴定的主要程序有哪些？

（李国才）

第十一章 护理科研成果鉴定与评奖

学习要点

- **掌握**：① 护理科研成果鉴定的概念；② 护理科研成果鉴定的材料准备。
- **熟悉**：① 护理科研成果鉴定的基本过程；② 护理科研成果的主要奖项设置。
- **了解**：① 科研成果申报奖项的基本程序；② 科技查新。

第一节 护理科研成果鉴定

一、护理科研成果鉴定目的与范围

护理科研成果鉴定是指有关科技行政管理机关聘请同行专家，按照规定的形式和程序，对护理科研成果进行审查和评价，并作出相应的结论。护理科研成果鉴定是科技行政管理部门评价护理科研成果的方法之一。国家鼓励科学成果通过市场竞争、社会实践和生产实践，以及学术上的百家争鸣等方法得到评价和认可。

护理科研成果鉴定工作的目的是正确判别护理科研成果的质量和水平，促进护理科研成果的完善和科技水平的提高，加速护理科研成果的推广应用。

护理科研成果鉴定范围：列入国家和省、市科技计划内的应用技术成果，以及科技计划外的重大应用技术成果。应用技术成果包括新产品、新技术、新工艺、新材料、新设计和生物新品种等均可申请护理科研成果鉴定。护理科研成果鉴定分为检测鉴定、会议鉴定和函审鉴定三种形式。三种形式具有同等效力。

二、护理科研成果鉴定材料的内容与要求

1. 护理科研成果鉴定相关材料目录 护理科研成果鉴定需提供大量的技术资料和文件，主要有：鉴定申请表、鉴定大纲、计划任务书或合同书（有或无）、研究工作（总结）报告、技术研究报告、经济效益、社会效益分析报告、测试报告（有或无）、用户使用报告、相关技术质量标准（如产品：包括企业标准、行业标准、国家标准）、成果查新报告以及其他有关材料（包括有关图纸、标准化审查报告、环境监测报告）。技术资料和有关文件的内容必须真实可靠，引用文献资料和他人技术必须说明来源，材料文件必须打印、装订整齐，符合档案部门的要求。

2. 护理科研成果鉴定主要相关材料的编写

（1）护理科研成果鉴定申请表：一般采用由科技主管部门印制的格式化表格，由申请单位组织填写。

（2）鉴定大纲：作为护理科研成果鉴定活动的依据，是鉴定委员会技术文件之一，经鉴定委员会讨论通过后生效。鉴定大纲内容丰富，包含以下部分：项目名称、任务来源、完成单位、鉴定依据、鉴定内容和鉴定结论。其中，鉴定内容要综合考虑对任务完成情况以及成果价值的判定（是否完成计划任务书或合同中的内容和指标；技术资料是否齐全完整、符合规定；评价成果的创造性、先进性、实用性、可靠性、成熟性及效益；应用价值、推广条件和前景；成果的水平评价；存在问题及改进意见）。

（3）研究工作报告：是对成果研究过程的工作总结。其主要内容包括课题研究任务来源、立项或选题背景及国内外研究现状情况；课题研究组织实施过程，可包括简略的课题研究主要内容、计划安排以及

实施过程;结论主要是对研究成果创新性和先进性作一概括,(包括存在什么缺点和问题),以及成果推广应用前景等。

(4) 技术研究报告:是护理科研成果鉴定的技术资料中的核心文件,是评价、审查成果的新颖性、先进性、实用性的关键材料,是指导应用、推广的主要文件。内容主要包括技术方案论证、技术原理和技术路线、总体性能指标与国内外同类先进技术的比较、技术成熟程度、对社会经济发展和科技进步的意义、存在和需探讨的问题等基本内容。它的写法既不同于试验报告,又不同于一般的科技论文,它的特点是:系统性、综合性和对比性。系统性是指对研究(制)工作系统而全面的技术总结;综合性一是将各项研究有机的组成一个整体,二是对研究成果作出综合的估价;对比性是与国内外同类技术相比较。撰写的基本原则和要求是,实事求是,不造假,不牵强,科学严谨,逻辑性强,观点鲜明;技术用语规范,数据准确可靠,计量单位统一而符合法规,附图清晰。

(5) 经济、社会效益报告:主要是将成果已取得和预计可能取得的经济、社会效益(包括环境效益)进行分析总结。经济效益和社会效益应以主要生产和应用单位财务部门的准确数额为基本依据,材料可以是财务部门的发票、税票等所有证明材料,能切实反映采用该项成果后在推荐前五年至现在所取得的新增直接效益,间接效益不能计入,并列出效益的计算方法和计算依据。

三、护理科研成果鉴定程序

成果鉴定首先由成果单位申请,市管理部门审查,邀请相关专家,组成专家鉴定委员会。鉴定由鉴定专家组组长主持,首先听取项目汇报(包括:工作报告、技术总结报告、经济与社会效益分析使用情况报告等),随后鉴定专家进行资料审查、质疑,课题完成人员现场答疑,专家评议后审查鉴定意见书初稿,形成鉴定意见,专家签字通过后由鉴定专家组组长宣布鉴定意见。

四、科技成果登记

完成鉴定的成果必须在科技主管部门登记后才能申报成果奖,因此成果登记也是护理科研总结工作的重要步骤。成果登记的流程大致如下:按顺序将所有材料装订成册(要求左侧线装订,一式三份),编写页码;送单位科技主管部门审核、盖章(其中鉴定证书单行本全部要求加盖单位红章);省科技厅成果处审核、盖章,进行成果登记,发成果证书。最后,将装订的全套材料送交科技厅成果处、任务下达部门及单位科技处存档,成果鉴定工作才算完成。

五、科 技 查 新

各级护理科研成果验收、评估、转化,申请国家发明专利以及课题开题报告往往都要求进行科技查新。科技查新(简称查新),是指具有查新业务资质的查新机构根据查新委托人提供的需要查证其新颖性的科学技术内容,按照《科技查新规范》(国科发计字[2005]44 号)进行操作,并做出结论(查新报告)。

查新可以为护理科研成果的鉴定、评估、验收、转化、奖励等提供客观的文献依据;查新还能保证护理科研成果鉴定、评估、验收、转化、奖励等的科学性和可靠性。在这些工作中,若无查新部门提供可靠的查新报告作为文献依据,只凭专家小组的专业知识和经验,难免会有不公正之处,可能会得不出确切的结论。这样既不利于调动科技人员的积极性,又妨碍成果的推广应用。高质量的查新,结合专家丰富的专业知识,便可防止上述现象的发生,从而保证鉴定、评估、验收、转化、奖励等的权威性和科学性。

科技查新是文献检索和情报调研相结合的情报研究工作,它以文献为基础,以文献检索和情报调研为手段,以检出结果为依据,通过综合分析,对查新项目的新颖性进行情报学审查,写出有依据、有分析、有对比、有结论的查新报告。也就是说查新是以通过检出文献的客观事实来对项目的新颖性做出结论。因此,查新有较严格的年限、范围和程序规定,有查全、查准的严格要求,要求给出明确的结论,查新结论具有客观性和鉴证性,但不是全面的成果评审结论。这些都是单纯的文献检索所不具备的,也有别于专家评审。

科技查新在概念上容易与文献检索及专家评审混淆。文献检索是针对具体课题的需要,仅提供文献线索和原文,对课题不进行分析和评价。专家评审主要是依据专家本人的专业知识、实践经验、对事物的综合分析能力以及所了解的专业信息,对被评对象的创造性、先进性、新颖性、实用性等做出评价。评审专家的作用是一般科技情报人员无法替代的,但具有一定程度的个人因素。

查新报告是科技信息机构出具的检索材料的查新结论报告。它是通过文献检索,以文献作依据,抓着具有实质性的内容、特征、性能、指标等,经过对比分析真实地反映查新项目在国内外所处的位置和技术水平。《鉴定规程》规定查新报告应由国家科委、国务院有关部门及省科委会认定的,有资格开展检索任务的科技信息机构出具,称为"护理科研成果查新证明书",该证明书包括封面、正文及签名盖章等内容,正文为证明书的核心,包括课题的技术要点:根据用户提供的研究报告及其他技术资料写出的课题的概要,重点表述主要技术特征、参数、指标、发明点、创新点、技术进步点等;检索过程与检索结果:包括对应于查新课题选用的检索系统、数据库、检索年限、检索词、检索式及检索命中的结果;查新结果:对查新课题与以上命中的结果进行新颖性及先进性对比分析,最后得出查新结论。

六、科技成果鉴定常出现的问题

由于工作经验的关系,有时科技成果鉴定工作中会出现一些低水平失误并导致成果鉴定失败。因此成果鉴定的申报准备工作非常重要。常见问题主要有:

(1) 形式审查工作不细致(表格格式、完成人资格及排序、论文、论文作者、联合申报证明、动物合格证、行业准入及批文等等);

(2) 成果内容简介未能突显出成果的创新点和价值所在;

(3) 组织鉴定单位不符合要求(市卫生局、医院、高校均没有组织鉴定权)。

(4) 聘请的专家不符合要求(专家一般应具有副高以上技术职称、同学科专业、非成果完成单位人员、非成果完成人或其顾问、指导者、直系亲属)。

(5) 科技成果鉴定证书不完善(较为常见的有:缺成果鉴定专用章、缺正副主任专家签名、缺页、缺专家函审意见表)。

第二节　护理科研成果申报奖项

一、护理科研成果奖项设置

在护理科研方面,我国的护理工作者取得了一系列成就,开发出了大量简便、实用的护理新技术和护理新产品,大大提高了护理的科技含金量。我国一贯重视护理科研成果的申报。各省、自治区、直辖市人民政府科技奖均接受护理领域科研成果申报奖项。根据设置主体的不同,科研成果奖项设置分为政府奖和社会团体奖两大类。

1. 政府奖　国家级科技奖励有国家最高科学技术奖、国家自然科学奖、国家技术发明奖、国家科学技术进步奖、国际科学技术合作奖;省级科技奖励有省科技进步奖(设特等奖、一等奖、二等奖和三等奖);以及市级科技奖励。

2. 社会团体奖　国家级学会奖有中华医学科学技术奖、中华中医药学会科技奖、中华中西结合学会科技奖;省级学会奖有省医学科技奖、省中医药学会科技奖、新技术引进奖等。为适应护理学科发展的需要,中华护理学会第21届常务理事会第2次会议于1992年审议设立了"护理科技进步奖",并决定每逢单数年的"5.12"国际护士节颁奖。根据科技部《社会力量设立科学技术奖管理办法》的文件精神,中华护理学会在原"护理科技进步奖"的基础上,组织专家制定了《中华护理学会科技奖奖励办法》和《中华护理学会科技奖奖励办法实施细则》。2008年5月12日,中华护理学会第二十五届常务理事会第2次会议审议通过后上报中国科技部。2009年3月6日,中华人民共和国科技部批准为"中华护理学会科技奖", 每两年评选一次, 逢单数年颁发。此奖项是全国护理行业的科学技术奖, 授予在临床护理、护理教育、护理管理和社区护理等领域进行护理研究中做出突出贡献的护理科技工作者、单位和课题组, 是中国护理学科最高奖。

> **知识拓展**
>
> 　　中华护理学会科技奖设一等奖、二等奖、三等奖三个等级, 每届授奖不超过50名。奖励范围包括基础研究与应用研究两个方面。基础研究主要是指在理论基础方面的研究成果, 主要体现在以下几个方面: 发现和提出对本学科领域发展有重要指导意义的新观点、新学说、新理论等研究成果; 护理学基本理论的研究成果; 软科学研究成果; 标准、信息研究成果。应用研究成果主要是指在临床各专科护理、社区预防保健护理等领域的研究成果, 主要体现在以下几个方面: 临床护理新方法、新方案、新技术; 社区预防保健等防治疾病的研究成果; 护理用具、设备的研制成果; 引进吸收、开发的国内外先进护理技术的研究成果。

二、申 报 程 序

　　各级政府科技奖、各类社会团体奖的申报均有类似的申报程序。下面以中华护理学会科技奖为例介绍报奖流程。中华护理学会科技奖由各省、自治区、直辖市护理学会负责向中华护理学会推荐。中华护理学会科技奖实行限额推荐制度, 每个推荐单位推荐人数不得超过5名, 推荐单位依据规定的限额择优推荐。评审办公室对推荐项目材料进行形式审查; 评审委员会按专业进行初审; 公示初审结果; 评审委员会召开评审会议, 评定奖励项目和奖励等级。中华护理学会科技奖由中华护理学会对评审委员会的评审结果进行确认, 并颁发证书、奖金。

　　中华护理学会从获得中华护理学会科技奖的项目中, 择优向国家级奖励机构推荐。获得各省、自治区、直辖市人民政府奖、军队奖项和相当等级科技奖励的项目可以推荐中华护理学会科技奖。已获得国家级科技奖励的项目不得推荐中华护理学会科技奖。当年同时推荐国家科学技术奖励和中华护理学会科技奖的项目, 由国家科学技术奖励工作办公室公告为建议授奖, 项目后, 自动终止该项目在中华护理学会科技奖的评审程序。

三、申报成果奖的注意点

　　在科技奖励工作中要想获得高水平的成果, 必须加强科技奖励项目的选择、科技成果的管理、申报书的填写和相关材料的准备工作等。思想重视、积极主动是做好申报工作的前提。积极主动体现在早做准备, 专利要抢先申请、论文要抢先发表, 要采取多层次、多渠道、多形式进行成果推广, 为成果获奖创造条件。积极做好申报材料的准备整理工作, 有利于获得高等级的成果奖励。对所做的研究工作, 要围绕一个专题进行系统组织、深入挖掘, 利用各种成果申报表格充分展示自己的创新点和价值。在进入申报程序后, 要重视成果答辩的组织、演练工作。

　　成果申报的时机选择非常重要。基础理论成果必须在论文发表一年以后申报, 应用成果必须经过应用一年以上并取得较大经济效益后申报。在具体的报奖过程中, 一些成果条件还不成熟, 如论文还未发表, 成果刚刚通过鉴定, 还没有推广应用或应用单位很少, 效益还没有真正体现出来就不应急于申报奖励。

　　在申报材料上报后要加强跟踪。科技奖励申报材料的上报, 仅仅是报奖全过程的一个段落, 还有许多工作需要去做, 必须要做好奖励上报后的跟踪工作。如向上级主管部门汇报报奖成果的概况及意义水平。加深他们对项目的了解, 并把掌握的信息和上级精神向下反馈, 必要时及时补充和完善报奖材料; 对上级部门就报奖成果提出的具体问题, 要及时、负责地向上级说明和解释; 对未评上的成果要了解其原因, 找出不足, 为下一次申报奠定基础。

　　护理科技成果奖励申报过程是一个严格的综合管理过程, 只有采有科学的管理方法严格控制各阶段的管理质量, 才能提高护理科技成果获奖的成功率。

小 结

护理科研成果鉴定的概念：护理科研成果鉴定是指有关科技行政管理机关聘请同行专家，按照规定的形式和程序，对护理科研成果进行审查和评价，并作出相应的结论。

【思考题】

（1）阐述护理科研成果鉴定的概念。

（2）科技查新包括哪些内容？

（王劲松）

第十二章 护理研究专利的申请

学习要点

● **掌握：** ① 专利权的概念；② 专利的类型；③ 专利授权的条件。
● **熟悉：** ① 专利申请文件的撰写要点；② 专利申请和审批程序。
● **了解：** 我国专利发展的概况。

第一节 专利概述

一、专利的概念

专利是专利法中最基本和最核心的概念。专利通常是专利权的简称，专利权是有国家知识产权行政主管机关依据专利法授予申请人的对于实施其发明创造的排他权，是一种无形的智慧、信息财产权。

专利权是一种知识产权，它与有形财产权不同，具有专有性、时间性和地域性限制。专有性即排他性，一项发明创造的专利权只能为相应的专利权人所拥有。该发明创造如何实施，只能由专利人决定。未经专利权人许可，任何人不得实施该专利，否则就是侵权，将受到相应的处罚。专利权只在法定期限内有效，期限届满后专利权就不再存在，它所保护的发明创造也就成为全社会的共同财富，任何人都可以自由利用。专利权的有效期限是由专利法规定的。专利权的地域性限制是指一个国家授予的专利权，只在授予国的法律有效管辖范围内有效，对其他国家没有任何法律约束力。每个国家所授予的专利权，其效力是互相独立的。

专利权并不是伴随发明创造的完成而自动产生的，需要申请人按照专利法规定的程序和手续向国家知识产权局专利局提出申请，经国家知识产权局专利局审查，符合专利法规定的申请才能被授予专利权。

专利制度是通过依照专利法授予发明人专利权的方式来保护和鼓励发明创造、促进发明创造的推广应用，推动科学技术进步和经济发展的一种法律制度。专利制度的本质特征是授予发明人对其发明创造依法享有的垄断权。在专利权的保护期限内，未经专利权人许可，任何人不得为生产经营目的实施其专利。专利制度的核心是专利法。

二、专利的类型

我国专利法所称的发明创造是指发明、实用新型和外观设计三种类型。

1. 发明专利 发明是指对产品、方法或其改进所提出的新的技术方案。

发明分为产品发明和方法发明两大类型。产品发明是人类生产的物的发明，其可以是有形的物体或没有固定形状的物质，例如医疗设备、保健仪器、中药、西药原料药、药物制剂等发明。方法发明是利用了自然规律的、并且其实施具有时间过程要素的发明，例如产品的制造方法、使用方法和处理方法等。

2. 实用新型专利 实用新型是指对产品的形状、构造或者其结合所提出的适于实用的新的技术方案。

实用新型的保护客体仅限于产品，如设备、装置、工具、日用品等经产业方法制造的产品技术方案。

包括产品的制造方法、使用方法等在内的一切方法。未经人工制造的自然存在的物品不属于实用新型专利保护的课题。

相对于发明专利而言,由于对实用新型的创造性要求较低,而实用性较强,因此通常被称为"小发明"。我国对实用新型专利申请不进行实质审查,经过初步审查即授予专利权。与其他许多国家相似,我国的实用新型专利制度也具有审批快捷、获得权利容易、费用相对较低、保护期限短的特点。

3. 外观设计专利　　外观设计是指对产品的形状、图案或者其结合以及色彩与形状、图案的结合所作出的富有美感并适于工业应用的新设计。

外观设计具有物品性,必须与产品相结合。外观设计可以是平面造型、立体造型或是两者的结合,但无论是哪一种类型的设计都必须落实到具体的产品上。如印有图案设计的杯子、包装盒就属于外观设计专利保护的客体。

三、专利授权的条件

1. 发明和实用新型的授权条件

(1) 新颖性:是指该发明或者实用新型不属于现有技术,也没有任何单位或个人就同样的发明或实用新型在申请日之前向国务院专利行政部门提出过申请,并记载在申请日以后公布的专利申请文件或公共的专利文件中。

(2) 创造性:是指与现有技术相比,该发明具有突出的实质性特点和显著的进步,该实用新型具有实质性特点和进步。

(3) 实用性:是指该发明或者实用新型能够制造或者使用,并且能够产生积极效果。

专利法所称的现有技术是指申请日以前在国内外为公众所知的技术。

2. 外观设计的授权条件　　我国专利法规定,授予专利权的外观设计,应当不属于现有设计;也没有任何单位或者个人就同样的外观设计在申请日以前向国务院专利行政部门提出过申请,并记载在申请日以后公告的专利文件中。此外,授予专利权的外观设计与现有设计或者现有设计特征的组合相比,应当具有明显区别。

我国专利法还规定,授予专利权的外观设计不得与他人在申请日以前已经取得的合法权利相冲突。

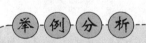

可申请并授权的发明专利

　　如扬州大学郑英申请并授权的发明专利:双层引流管(201110196489)。该发明专利公开了一种双层引流管,引流管插入人体器官的过程分为两阶段进行。第一阶段首先将处于初始状态直径3.5 mm以内的分体膨胀式外管插入人体相应器官(如尿道),小直径外管显著减少了患者的痛苦。第二阶段用手固定住密封管将整体式内管头部沿分体膨胀式外管的内壁运动直到头部与分体膨胀式外管的头部平齐,在这一过程中整体式内管的外表面只与分体膨胀式外管的内壁接触,消除了与人体器官(如尿道)的摩擦,分体膨胀式外管径张开后直径可达6 mm,较大的直径有助于体液流出。该发明专利属于医疗器械,既具有新颖性和创造性,还具有实用性,可根据其设计制造并使用于临床实践,如导尿管或引流管等。

第二节　医学专利申请的范围

一、可申请专利的范围

(1) 医疗器械、设备和防护用具本身、制造方法和产品的包装和造型。

（2）药品本身、制备方法和用途。

（3）生物制品本身、制备方法和用途。

（4）微生物菌种和遗传物质本身、制备方法和用途。

二、不适于申请专利的范围

（1）科学发现，如自然界中客观存在的物质、现象、变化过程及其特性和规律的揭示。

（2）智力活动的规则和方法，如对人和动物进行教育、训练的方法，组织生产、游戏的方案、规则。

（3）疾病的诊断和治疗方法。

（4）动物和植物的品种。

（5）用原子核变换方法获得的物质。

（6）对违反国家法律和社会公德的专利申请。

其中，第（1）、（2）两项因为不属于技术发明的范畴，所以不能取得专利保护。第（3）项因为与人民生命健康有关，不宜授予专利权，但各种对人体的排泄物、毛发和体液的样品及组织切片的检测、化验方法不属于疾病的诊断方法。第（4）项由于对动物、植物品种的遗传性状进行确证十分困难，所以难以用专利保护。第（5）项因为与大规模毁灭性的武器的制造生产密切有关，所以不能授予专利权。第（6）项违反国家法律的专利申请，如吸毒的器具；违反社会公德的专利申请，如非医疗目的的人造性器官或者其替代物、人与动物交配的方法、改变人生殖系遗传身份的方法、怀孕期对胎儿性别鉴定的方法或装置、人胚胎的工业或商业目的应用等等，都不能被授予专利。

第三节　护理专利的申请和审批步骤

国务院专利行政部门受理专利申请后，必须依照《专利法》规定的程序进行审批，对符合专利法规定的专利申请授予专利权。发明、实用新型和外观设计专利申请具有不同的审批制度。

一、申请专利前的准备

一项专利申请能够获得授权需要具备多方面的条件。首先是具备实质性条件，即具备专利性；其次还要符合专利法规定的形式要求以及履行各种手续。不具备上述条件的申请，不但不可能获得专利，还会造成申请人和专利局双方时间、精力和财力的极大浪费。为了减少申请专利的盲目性，节省申请人及专利局双方的人力和物力，专利申请人在提出申请以前一定要做好以下准备工作。

1. 确定是否申请专利　　学习和熟悉《专利法》及其实施细则，了解该项发明创造是否有必要申请专利，是否符合专利实质性授予条件，即新颖性、创造性和实用性的要求；该项发明创造是否有市场空间，给发明人带来多大程度的回报，明确不申请专利可能带来的市场和经济损失。

2. 确定专利申请的类型　　由于三种专利保护对象的审批方式、审批程序和保护年限有所不同，专利申请前要有针对性地认真选择专利申请的类型。实践中常遇到发明和实用新型专利的选择问题。发明专利保护产品和方法，必须经过实质审查，保护力度大，保护年限长，为 20 年，但审查周期长，一般需要 3～4 年；实用新型仅保护产品，只需经过初步审查，授权快，但保护力度相对较弱，保护时间仅 10 年。基于这些原因，选择申请类别时，首先要看发明创造是产品还是方法，若是方法就只能申请发明专利。若是产品，则要综合考虑创新程度、经费情况、市场推广计划等。创新性小且急于占领市场的可申请实用新型专利，尽早获得专利保护。对于某些有特殊要求的专利申请，如既要保护力度大，又希望短期内能授权，可采用同一内容发明与实用新型同时申请的策略，先获得实用新型专利的保护，待发明专利经过审查获得授权许可后再放弃在先的实用新型专利权。

3. 申请前应注意的其他事项　　为了保证专利申请的技术方案具有新颖性，在提出专利申请前，申请人应当对申请内容保密。如果发明试验或鉴定的过程中有其他人参与，应当要求这些人员予以保密，必要时可以签订保密协议。在国务院主管部委或全国性学术团体组织主办过的新技术、新产品鉴定会和技术会议上已发表的,为了不丧失新颖性,应当按照专利法的规定,在鉴定会后或技术会议后6个月之内提出申请。

二、专利申请文件的撰写

申请专利时,申请人应以书面或电子文件形式,向国务院专利行政部门提交申请文件,如果申请发明专利,则提交的申请文件应包括发明专利请求书、说明书、权利要求书和说明书摘要,必要时,还可以包括说明书附图;如果申请实用新型专利,申请文件中除应包括实用新型专利请求书、说明书、权利要求书和说明书摘要外,必须包括说明书附图,而且说明书摘要中应当有附图。外观设计专利申请应当包括外观设计的图片或照片,必要时应当写明对外观设计的简要说明。外观设计专利权的保护范围以表示在图片或照片中的该产品的外观设计为准,因此可以对图片或者照片所表示的该产品的外观设计进行简要说明。

1. 发明和实用新型专利申请文件的撰写

(1)请求书:请求书是申请人向专利局表示请求授予专利权愿望的文件,由其启动专利申请和审批程序。请求书应当写明发明或实用新型的名称,申请人的名称或姓名、地址,发明人的姓名以及其他事项。专利局统一印制了"发明专利请求书"和"实用新型专利"的表格,申请人或专利代理人只要按照要求填写即可。

(2)说明书:说明书是具体说明发明创造的实质内容的文件,作为一项技术文件,其主要作用是向全社会充分公开发明或实用新型的技术内容,并使该领域一般技术人员能够实施,从而对社会的科学技术发展作出贡献。因此,说明书清楚、完整地公开其发明实用新型是获得专利保护的必要前提。

按照专利法的要求,说明书需要包括技术领域、背景技术、发明内容、附图说明和具体实施方式五部分内容,其中最重要的是发明内容和具体实施方式。发明内容部分应明确阐述专利的技术问题,提供详细的技术方案和有说服力的有益效果。具体实施方式部分通过举例对技术方案进行详细说明,充分公开、理解和再现发明。

说明书的撰写要突出清楚、完整、能够实现三个特征。

1)清楚:体现在主题明确和表述准确两个方面。主题明确是指说明书的名称要准确地表明要求保护的主题和类型以及技术问题、技术方案和有益效果三者之间的相互适应和相互关联。表述准确是指使用规范、通用的不产生歧义的技术术语,语句清楚。

2)完整:一方面体现为形式完整,即应当按照说明书要求的五部分有序撰写。另一方面体现为内容完整,充分体现发明创造的新颖性、创造性和实用性,凡是所属技术领域的技术人员不能从现有技术中得出的有关内容,均应在说明书中描述。

3)能够实现:体现在技术方案和预期效果能够实现,通过给出一定数量的实施例子,使普通专业技术人员足以理解发明、实施发明,达到预期效果。

(3)权利要求书:权利要求书是发明的实质内容和申请人切身利益的集中体现,也是专利审查、无效及侵权诉讼程序的焦点。申请时提交的原始权利要求书也是申请人在专利申请的审批和后续程序中修改其专利申请文件的基础。专利授权后,权利要求书还是确定专利权保护范围的法律依据。

权利要求书的撰写要突出以说明书为依据、清楚、简要三个特征。"以说明书为依据"不仅指在形式上权利要求书与说明书有一致的描述,更重要的是权利要求书中每一项权利都要求取得说明书内容上的支持。即要求保护的技术方案在说明书中已经充分公开。

1)清楚:体现在① 每一项权利要求清楚,包括权利要求类型和权利要求所确定的保护范围都要清楚;② 构成权利要求书的所有权利要求作为一个整体要清楚,这是指权利要求之间的引用关系应清楚。

2)简要:体现在① 每一项权利要求简要,即表述简要,只记载技术特征,对原因或者理由不作描述;② 构成权利要求书的所有权利要求作为一个整体要简要,如权利要求的数目合理、尽量引用在前的权利要求撰写权利要求等。

权利要求书撰写中值得注意的是权利要求的概括不要超出说明书公开的范围,避免出现权利要求得不到说明书支持的情况。

（4）说明书摘要：说明书摘要包括发明所属的技术领域、需要解决的技术问题、主要技术特征和有益效果。其作用主要是提高技术情报，不具有法律效力。

说明书摘要应当写明发明或实用新型的名称和所属技术领域，并清楚地反映所要解决的技术问题、解决该问题的技术方案以及主要用途，其中以技术方案为主。

对于有附图的专利申请，应选择一幅最能反映该发明或实用新型；主要技术特征的附图作为摘要附图，该摘要附图应当是说明书附图中的一幅。

2. 外观设计专利申请文件的撰写

（1）外观设计的图片或照片：一项外观设计申请的保护范围以其图片或照片中显示的该产品的外观设计为准，因此，图片或照片应当清楚地显示要求专利保护的产品的外观设计。

立体产品的外观设计，产品设计要点涉及六个面的，应当提交六面正投影视图，产品设计要点仅涉及一个或几个面的，应当至少提交所涉及面的正投影视图和立体图。

平面产品的设计，产品设计要点涉及一个面的，可以仅提交该面正投影视图，产品设计要点涉及两个面的，应当提交两面正投影视图。

（2）简要说明：简要说明是对产品图片或照片的说明，用来对外观设计的设计要点、包含的色彩、图片或照片的情况进行的说明。外观设计的内部结构的说明在表述上不能用广告性宣传语。

三、专利申请和审批的程序

依据专利法，发明专利申请和审批程序包括：专利受理、初步审查、公布、实质审查以及专利授权五个阶段。实用新型或外观设计专利申请在审批中不进行实质审查，只有专利受理、初步审查、专利授权三个阶段。

1. 专利受理　　专利申请提交到国家知识产权局专利局受理处，首先要进行是否符合受理条件的审查，对符合受理条件的申请，国家知识产权局专利局将确定申请日，给予申请号，并在核实文件清单后，发给申请日受理通知书。

2. 初步审查　　专利申请按照规定缴纳申请费的，自动进入初审阶段。主要对申请文件进行：① 是否存在明显实质性缺陷审查。即提交的专利申请是否属于不授权范畴，是否明显缺乏单一性，说明书和权利要求书是否符合要求。实用新型专利还要审查申请是否明显与已经批准的专利相同。外观设计专利申请还要审查申请是否明显与已经批准的专利相同等。② 形式审查，提交的文件是否齐备及其格式是否符合要求进行审查。由于发明专利申请还有后续程序，所以初审中对申请实质内容的审查一般只进行是否有明显不符合要求的审查。实用新型和外观设计申请经初审未发现驳回理由的，将直接进入授权程序。

3. 发明专利申请公布阶段　　发明专利申请从发出初审合格通知书起就进入等待公布阶段。申请人请求提前公布的，则申请立即进入公布准备程序，大约 3 个月后在《专利公报》上公布并出版说明书单行本。没有申请提前公布的申请，要等到申请日满 15 个月才进入公布准备程序。申请进入公布准备程序后，申请人要求撤回专利申请的，申请仍然会在《专利公报》上予以公布。

4. 发明专利申请实质审查阶段　　发明专利申请公布后，如果申请人已经办妥了实审请求手续，国家知识产权局专利局将发出进入实审请求通知书，申请进入实审程序；否则等待申请人办理实审请求手续。从申请日起满三年，申请人未提出实审要求或实审请求未生效，申请即被视为撤回。

进入实审阶段的申请，审查员将在检索的基础上对专利申请是否符合实用性、新颖性、创造性、实用性及专利法规定的相关实质条件进行审查。审查过程中，如有不符合授权条件或存在各种缺陷的，可通知申请人在规定时间内陈述意见或进行修改。申请人逾期不答复，或经过至少一次答复或修改后仍然不符合授权要求的，予以驳回。发明专利申请在经过实质审查后未发现驳回理由的，或经过修改或陈述意见后符合授权条件的，专利局将发出授权通知书，申请按规定进入授权准备阶段。

5. 授权阶段　　实用新型和外观设计专利申请通过初步审查，或发明专利申请通过实质审查的，专利局即可发出"授权通知书"，申请进入授权登记准备阶段。

申请人收到专利局发出的授权通知书和办理登记手续的通知书后，应当在两个月内按照通知要求办理登记手续并缴纳规定的费用。办理相关手续并缴纳费用的，专利局将授予专利权，颁发"专利证书"，在专利登记簿上记录,并在《专利公报》上公告,专利权自公告之日起生效。未按规定办理登记手续或逾期未办理的,视为放弃取得专利权的权利。

知识拓展

　　中国专利制度的基本框架:以《专利法》为基础,以《专利法实施细则》《国防专利条例》《知识产权海关保护条例》等行政法规、有关地方性法规以及有关司法解释为主干,以国家知识产权局有关规章,如《审查指南》等为必要补充,以参加的国际条约为参照的专利法律体系。上述专利法律体系对我国专利的申请、审查、保护、限制、侵权、维权等各个方面进行了明确规定,相应主管部门依据相关规定,依法行使权力,共同维持了我国专利制度的高效、有序进行。其中,《专利法》、《专利实施细则》和《审查指南》对涉及专利权取得的专利申请、审查环节做出了明确和具体的规定,是专利申请人最为看重和关注的。

第四节　专利申请在护理研究中的作用

一、护理研究中专利申请的作用

　　护理研究成果是在护理领域内通过研究取得的具有一定学术意义或实用价值,并可以直接或间接地应用于护理实践中的创造性成果。它以论文、专著、图书、调查报告、专利等形式表现出来。护理专利属于护理科研成果的一种。护理专利作为护理行业知识产权和科技创新的重要标志和体现,在衡量本行业科研技术水平方面占有极其重要的位置。

二、我国护理研究专利申请的现状与对策

　　1. 现状　　我国的专利法于1985年4月1日起实施,历经1992年、2000年和2008年三次修改,目前实施的《专利法实施细则》也是国务院在历次专利法修改后进行相应修改的。专利法实施30年来,我国各行各业专利保护意识都有所提高,截至2014年12月31日,中国知网数据库平台已收录中国专利总数11 096 881件,医药类专利575 299件,临床医学专利69 199件,护理学专利12 299件,其中实用新型专利10 968件,发明专利1 331件。由年申请量发现,近年来我国各类专利申请和专利授权总量都呈现稳定持续增长的趋势,但医药卫生领域,特别是护理学专利申请量和授权量增长幅度均落后于总体水平。主要表现如下:① 科研成果多,专利申请少;② 发明专利少,技术创新不足;③ 国内专利申请多,国外专利申请少;④ 专利申请主体科研机构多,企业少,专利实施率低;⑤ 专利申请以适用于患者或残疾人的运输工具、起居设施、医疗容器等医疗装置为主,其他领域专利申请不成规模;⑥ 专利申请文件撰写质量低,影响专利授权。

　　2. 对策

　　(1) 加大技术创新投入,尽快拥有知识产权:我国目前拥有的护理专业领域专利不多,为此,政府要营造有利于技术创新的宏观政策和法制环境,医学科研机构、医院及医药企业要协作互助,随时跟踪全球最新的技术信息,加大研发投入,在高起点进行研究开发,促进科技创新早日实现。

　　(2) 采取有效措施保护知识产权:在护理研究领域,要切实改变重论文、重成果、轻专利的行为。有市场潜力的研究开发一旦成功,就必须不失时机地采取有效措施予以保护。同时利用我国是《专利合作条约》成员国的优势,申请国内专利的同时,积极向国外申请专利,抢占国外市场。

　　(3) 积极推进知识产权的成果转化:科研成果获得专利后若不能有效实施,专利权人就无法从专利中获得经济利益,社会公众也不能从新的科研成果中受益,这无疑是一种巨大的浪费。在成果转化方面,我们要向美国、日本等国家学习,采取多种方式积极推广成果转化。

小　结

1. 专利的概念：是有国家知识产权行政主管机关依据专利法授予申请人的对于实施其发明创造的排他权，是一种无形的智慧、信息财产权。

2. 专利的类型 ｛ 发明型专利
　　　　　　　　 实用新型专利
　　　　　　　　 外观设计专利

3. 专利授权的条件 ｛ 授予专利权的发明和实用新型：应当具备的新颖性、创造性和实用性
　　　　　　　　　　 授予专利权的外观设计：应当不属于现有设计，也没有任何同样的外观设计在申请日之前向国务院专利行政部门提出过申请，并记载在申请日以后公告的专利文件中

【思考题】

(1) 什么是专利权？发明专利包括几种类型？分别是什么？

(2) 专利授权的范围有哪些？

(3) 专利申请和审批的程序是什么？

(4) 护理研究专利申请的现状如何？有哪些对策？

（郑　英）

推荐补充阅读书目及网站

李峥,刘宇. 护理学研究方法. 北京:人民卫生出版社,2012.

吴观乐. 发明和实用新型专利申请文件撰写案例剖析. 第3版. 北京:知识产权出版社,2011.

何国平,唐四元. 护理科研. 长沙:中南大学出版社,2014.

徐南麓等. 护理研究导论. 中国台北:华杏出版社,2013.

韩世范,程金莲. 护理科学研究. 北京:人民卫生出版社,2010.

下载 SPSS19.0 软件推荐网址. www. down12. com

万方数据知识服务平台. www. wanfangdata. com. cn.

专利搜索. www. soopat. com.

中华人民共和国国家知识产权局. www. sipo. gov. cn.

中华护理杂志. www. zhhlzzs. com.

中华护理学会. www. cna-cast. org. cn.

中国专利数据库(知网版). http://dbpub. cnki. net/Grid2008/Dbpub/Brief. aspx? ID=SCPD&subBase=all.

中国生物医学文献服务系统. www. sinomed. ac. cn.

中国知网. www. cnki. net.

中国实用护理杂志. www. zgsyhlzz. com.

江苏省科学技术奖励办法. http://www. jstd. gov. cn/kjgz/kjjl.

护理学杂志. www. hlxzz. com. cn.

英国护理和助产协会. www. nmc-uk. org.

国家自然科学基金委员会科学基金共享服务网. http://npd. nsfc. gov. cn.

国家社科基金项目数据库. http://gp. people. com. cn/yangshuo/skygb/sk/index. php/Index/index.

美国护士协会. www. nursingword. org.

维普期刊资源整合服务平台. http://oldweb. cqvip. com.

PubMed. www. ncbi. nlm. nih. gov/pubmed.

ScienceDirect. www. sciencedirect. com.

Wiley Online Library. http://onlinelibrary. wiley. com.

主要参考文献

于浩. 医学统计学. 第 3 版. 北京:中国统计出版社,2013.

方积乾. 卫生统计学. 第 6 版. 北京:人民卫生出版社,2010.

申杰,徐宗佩. 中医科研思路与方法. 北京:科学出版社,2013.

刘宇. 护理研究. 上海:上海科学技术出版社,2010.

刘晓虹,李小妹. 心理护理理论与实践. 北京:人民卫生出版社,2012.

孙振球. 医学科学研究与设计. 第 2 版. 北京:人民卫生出版社,2013.

李永生,付元秀. 医学伦理学. 郑州:郑州大学出版社,2007.

李秋芳. 护理学研究(二)学习指导. 长沙:中南大学出版社,2009.

李湘鸣,王劲松. SPSS10.0 常用生物医学统计使用指导. 南京:东南大学出版社,2008.

吴晓露,谷道宗,王光荣. 医学伦理学. 济南:山东人民出版社,2009.

何伦. 医学人文学概论. 南京:东南大学出版社,2002.

张清奎. 医药及生物领域范明专利申请文件的撰写与审查. 北京:知识产权出版社,2002.

陈代娣. 护理研究. 第 2 版. 北京:人民卫生出版社,2013.

陈启光,陈炳为. 医学统计学. 第 3 版. 南京:东南大学出版社,2013.

国家知识产权局专利局初审及流程管理部. 专利申请须知. 第 5 版. 北京:知识产权出版社,2013.

罗爱静. 医学文献信息检索. 第 2 版. 北京:人民卫生出版社,2010.

赵应征. 医药文献检索与专利. 杭州:浙江大学出版社,2011.

胡雁. 护理研究. 第 4 版. 北京:人民卫生出版社,2012.

饶和平. 实用护理科研训练. 杭州:浙江大学出版社,2014.

袁俊平,景汇泉. 医学伦理学(案例版). 第 2 版. 北京:科学出版社,2012.

钱皎月. 护理科研常用文撰写指南. 北京:人民军医出版社,2014.

高桂云,郭琦. 生命与社会——生命技术的伦理和法律视角. 北京:中国社会科学出版社,2009.

郭继军. 医学文献检索与论文写作. 第 4 版. 北京:人民卫生出版社,2014.

梅谊. 医学文献检索与利用. 苏州:苏州大学出版社,2011.

曹永福. "柳叶刀"的伦理——临床伦理实践指引. 南京:东南大学出版社,2012.

程金莲. 护理研究过程及论文写作. 北京:科学技术出版社,2004.

戴勇. 临床医学动物实验基础理论与方法. 深圳:海天出版社,2009.

瞿晓敏. 护理伦理学. 上海:复旦大学出版社,2007.

Rose Marie Nieswiadomy. 护理研究概论. 魏玲玲等译. 中国台北:五南图书出版股份有限公司,2007.